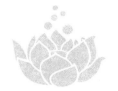

让生命之树
常青

胡维勤 何小萍 ／ 著

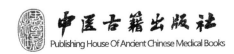

中医古籍出版社
Publishing House Of Ancient Chinese Medical Books

图书在版编目（CIP）数据

让生命之树常青 / 胡维勤，何小萍著著. —北京：
中医古籍出版社，2016.11

ISBN 978-7-5152-1331-6

Ⅰ. ①让… Ⅱ. ①胡… ②何… Ⅲ. ①精神疗法 – 通
俗读物 Ⅳ. ①R749.055-49

中国版本图书馆CIP数据核字（2016）第234142号

让生命之树常青

————————

作　　者	胡维勤　何小萍
责任编辑	梅　剑
出版发行	中医古籍出版社
社　　址	北京市东直门内南小街16号（100700）
编辑信箱	407274412@qq.com　13521660464@163.com
购书热线	010-84023423（兼传真）
经　　销	新华书店
印　　刷	河北廊坊市长岭印务有限公司
开　　本	700mm×1000mm　1/16
印　　张	14.75
字　　数	150千字
版　　次	2016年11月第1版　2016年11月第1次印刷
书　　号	ISBN 978-7-5152-1331-6
定　　价	36.00元

　　1988年，何氏养生成立，时至今日，它已经走过了近三十年的时光。而我，也到了知天命的年纪，从当年的懵懂无知小姑娘，逐渐成为了整个何氏养生企业的掌舵者。伴随着何氏养生馆的不断发展，我自己也在不断前行，身份产生了不小的变化，但无论如何改变，始终不变的，是我对于健康领域的关注、探索与追求。

　　与三十年前相比，如今这个时代变化的节奏更为迅速。每个人都进入了快节奏的生活模式中，甚至吃顿饭都不能消停，更不要说那些一路奔跑打拼的一族了，生活压力可想而知。尤其那些企业家群体——何氏养生馆的重要客户，各类企业家、高级管理人士等，他们的生活节奏更快，也许早上身在北京，中午就已飞达东京，晚上又出现在纽约的街头。忙碌的生活，让很多人都感到疲倦，似乎有太多的心里话想要倾诉，有太多的压力想要释放。

　　有的人，会有一套行之有效的调整方法，让自己的内心在这个烦躁的社会中得以平衡，但依然有很多人在这个快节奏的都市生活之中焦头烂额。工作上，有时不得不面对客户的刁难、同事的排挤、上司的批评；生活中，还要应对邻里之间、朋友之间、爱人之间的各种小摩擦、小矛盾。因为在这个时代，每个人似乎都憋着一口气，稍有不慎就会引发冲突，结果让自己的情绪处于崩溃的边缘。

　　情绪的紊乱，意味着心理状态的不稳定，比如焦虑、暴躁、恐惧、烦闷、抑郁……各种问题纷沓而来。而这些心理问题往往通过病症的方式在身体上得以体现，于是各类疾病频发，就像抑郁自杀、压力大跳楼、"过劳死"等的新闻频见报端，让人触目惊心。即便没有急性疾病突发，但许多人身体却每况愈下，不容乐观。那么，摆在我们面前一个棘手的问题：我们的生命健康如何保障？生命之树又如何常青？

生活在这样的快节奏都市，发一通牢骚，抱怨一番，真的就能改变吗？当然不！

人生，就是一场修行。释迦牟尼历经诸多磨难方修成正果，开宗立派创立佛教。没有这样的磨难，释迦牟尼就难以体会人世间的疾苦，最终大悟。人生也是如此，唯有在不同的环境中，时时调整心态，带着积极的、正念的一念心去迎接各种磨难，方能立地成佛，收获人生的快乐，收获健康与长寿。

建立怎样的人生观，才能在纷繁复杂的世界中找回内心的宁静，让健康常驻身体呢？我们必须学会用一念心来看待这个世界：当你的眼中，这个世界充满了光明、希望、活力与激情，那么你的整个人的状态都会充满了生机勃勃，以一种向上的生命姿态快速的成长；在你的成长中你对健康也有着积极的追求，因为它是你一切梦想的载体，你总会在有意无意中行动起来，不仅加强身体锻炼，还懂得不断调节自己心理，让心态达到一种平衡的状态，找寻养生之道，让生命之树常青。

命由己造，相由心生。这就是一念心的魅力：你想要怎样的生活，保持激情心态，努力奋斗，那么上天就会回馈一个你想要的生活。如果终日陷入沮丧的情绪之中，总担心自己会遭受意外，那么怎么可能获得健康？在你的世界里，一切都是灰色的、易碎的，那么自己也会变成这样的人，很难承受人生的任何风雨。即便一个喷嚏，也会让你坐立不宁，认定死神马上来临。这样的人，很多时候不是被真正的疾病所打倒，而是一念心的反念占据了心理，结果自己被自己击溃了。在何氏养生馆中，有太多太多这样的客户，他们有的只是普普通通的公司员工，有的是腰缠万贯的企业家，有的则是安享晚年的老人，却都轻易被自己的内心反念击败，生命之树过早枯黄、凋零。对于这些人，唯一的方法就是让他们建立积极的，正念的一念心，驱散内心的恶魔，方能身心安康。

"倾一生，做一事，为人类身体健康保驾护航。"这是我的人生座右铭，大半辈子走过来未曾改变，我相信这一生也不会改变。所以，当我在创作这本《让生命之树常青》之时，在画上最后一个句号之时，心中突然产生了一种激动：会有多少读者能够从本书中受益，然后学为己用，不仅帮助自己，更帮助身边的人走出人生困境？ 也许是一百个，也许是一千个，也许是一万个，也许是十万个。但无论有多少人，只要能从其中受到启发，那么这本书就有了它的价值与意义。

最后，我还要感激我的恩师，北京电视台《养生堂》特邀嘉宾胡维勤教授。倘若没有他孜孜不倦的教诲，以及对于何氏养生馆的关注与支持，何氏养生馆不会有今天的成绩。希望这本书可以起到抛砖引玉的作用，可以让每个人获得健康，实现长寿，让生命之树常青！

目 录 | CONTENTS

让生命之树常青

让生命之树常青

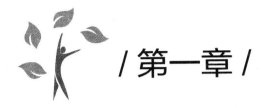

/第一章/

你的心决定着你的命

　　人们常说："心态决定一切。"从何氏养生馆经营的这些年来看，很多被病痛折磨、始终徘徊在人生低谷的人，多数都是那些意志消沉、杞人忧天之人。在他们眼中，自己很容易就会撒手人寰，因此敏感、脆弱。想要走出内心的困境，唯有用积极的一念心扫除心灵上的灰尘，这样才能轻装上阵，笑看人生，从而收获健康长寿的命运。

1. 心病了，身体也就病了

中国有一句古话："病由心生。"这句话看似与现代医学相违背：病，是由病菌感染造成的。但事实上，为何各种病毒会侵袭你的身体？正是自己的内心决定的。忧郁之人，每天内心充满了太多的悲苦，久而久之，抑郁症不请自来；而抑郁症的重要表现就是睡眠障碍、乏力、食欲减退、体重下降、便秘、身体各部位的疼痛等。由内心产生的疾病，在身体上以病症的形式体现出来。

如果用现代医学来解释，心，就是所谓的心理；病，既包括了情绪，也包括了躯体症状。心理活动影响情绪状态，而情绪状态关系着肌体的正常运转，如愤怒时肾上腺素激增、忧伤时血液循环降低、痛苦时新陈代谢减慢等。正是因为心理活动的作用，让躯体呈现不同症状，因此我们可以看到：身边快乐的人，即便已经年逾七旬，其呈现出的状态却像年轻人一样活力四射，激情满满；反之，每天唉声叹气、愁眉苦脸的人，身体状态极差，也许不到三十岁，但表现出七八十岁人的状态，看破红尘，得过且过，稍不留意感冒，其他老年病也接踵而来。

很多失眠患者、厌食症患者、肠胃消化道患者，表面上看起来是因为身体生病导致痛苦，但恰恰相反那是因为他们心理出现了问题，进而生理上才出现各种疾病症状。所以，心病之人，必然伴随着各种身体疾病。而那些在内心保持正念的人，即便遇到疾病，也会乐观对待，很快渡过生理上的不适期回归健康状态。

来我们何氏养生馆的很多客户中，有很大一部分都是因为心理问题导致百病缠身。但一旦树立了积极的人生观、价值观，用阳光的心态面对世界，那么很快就会摆脱病痛的折磨，逐渐回归健康。

2008年，45岁的邓姐因为被提前下岗，终日以泪洗面，天天茶不思饭不宁，她觉得自己还很年轻，怎么就被下岗了呢？她想不通，结果患上急性胃炎。在何氏养生馆经过三个月的心理康复调理等，最终告别沮丧。后来，在一家民营企业重新找到工作，而且工资待遇比国企还高了很多，邓姐很开心，健康状况也转好了。

2012年，年仅30岁的小刘因为婚姻不幸，出现严重的心理疾病，多次被送到精神康复医院。不断复发，后来经过我们近一年的调理，她终于走出人生低谷，并且不再失眠多疑，也有勇气重新追求婚姻的幸福。如今，她的儿子在某小学上学，一家三口其乐融融。

2013年，浙江郭哥大老远来找我，他告诉我因为不善经营的缘故，自己公司濒临破产，屋漏偏逢连夜雨，这个时候又查出自己得了急性胆囊炎，每天痛苦不堪。根据他的情况，我主要从"医心"的角度入手，帮助他正视人生，然后配合中医手段，调理他的身体机能。如今，郭哥早已康复，并在家乡重新东山再起，经营着一家正处于上升期的互联网服装厂。

2015年，北京的姚女士出现强烈的呕吐，每天都难以正常吃饭，查了很多医院都没有效果。而当我与她交流接触时，得知是其儿子被大学开除，从这以后出现了莫名病状，因此从这一点入手，既与她进行心理沟通，也与她的儿子进行交流，配合一定的中医药物调理。尤其是当我帮助她的儿子找到了一份工作之时，她的状态明显转好，原本蜡黄的脸色逐渐恢复红润。

……

以上何氏养生馆的活生生的例子，无一例外都说明：心病了，身体自然也就病了。这样的故事，相信每个人的身边都有不少。无论中医还是西医，都会强调心理与疾病的关系。心理素质强大之人，通常很少会遭受病毒的侵袭；即便生病，短时间内就会痊愈。反之，杞人忧天之人，几乎终日陷入于痛苦的折磨之中，易被各种疑难杂症纠缠，甚至极容易由一种疾病引发其他更多的疾病，无论吃多少药、做多少理疗，效果不佳。

何氏养生馆里，同样也有这样的患者，短期内无论如何调理，病情好转的速度很慢。究其原因，就是因为他们始终过不去内心这道坎，排斥各种治疗方案。这样的人，即便采取多么先进有效的治疗方案，但因内心是排斥的，所以效果都不会明显。

欧·亨利的经典短篇小说《最后一片树叶》，是一个很好的例子：

有一个病人，躺在病床上，感觉到自己要死了，他费力地转头想在人生最后一次看看外面的风景。他看到窗外有一棵树，只有一片翠绿的叶子还没有落下。他想，如果这片叶子败落，那么自己也

让生命之树常青

就走到了生命的尽头。于是，他每天都会看这棵树叶，等待死亡的到来。然而一天又一天过去了，这片树叶从没有败落的迹象。最后，病人在不断的治疗中恢复了健康，当他走下病床才发现，原来那片树叶是画家画上去的。

这片树叶，就是这位病人的内心折射：只要坚持活着，那么自己就有看到健康的那一天。"病由心生"这句古话，也许欧·亨利并不熟知，但是这个故事与这句谚语相得益彰。

在本书里，我主要从心理层面入手，帮助大家摆脱病痛的折磨，找寻永葆健康的正确途径。心态决定一切，想要让生命之树常青，就必须有乐观积极的一念心。药物不是万能的，唯有燃起对生活的信心，那么自己势必"百毒不侵"，让生命之花尽情怒放！

2. 一念心就是长寿的密码

"何老师，咱们养生馆经常邀请一些长寿的人来做客，到底他们是怎么做到的，有什么特别的秘诀吗？"

何氏养生馆中，我经常会听到客户向我提出类似的问题。我理解每一个人渴望健康、渴望长寿的心，但是如果一定要让我说出长寿的捷径，那么我也没有非常准确的答案。但是，我会告诉客户们一个关于长寿的密码——一念心。"倘若你建立了积极的，正念的一念心，那么你就有了收获长寿的钥匙。"倘若客户还有所迷茫，我会进一步解释，"仔细想一想，'病由心生'这个词是什么意思？"

"病由心生"，这里所谓的"心"，不是通常意义上的心脏，正是"一念心"。无论佛教、道教、基督教，在谈及健康长寿之时，无一例外都会强调"心"的作用，只是叫法不同，在中国传统文化之中，则被称作"一念心"。有着积极向上的心，没有疾病的困扰，那么生命岂不长寿？

每一个人的体内，都有一个"黑匣子"。在佛教里，这个黑匣子被称作"第八识阿赖耶识"，而现代科学，则将其称为"心灵暗箱"。这个"黑匣子"是记录我们生命中的每一点每一滴的。它凭什么做到的呢？自然就是一念心——当反念的一念心不断堆积上升，黑匣子就会直接作用于身体，导致出现病变；相反，如果记录都是积极的、正念的一念心，那么暗箱就会处于"空"的状态，从而达到健康，实现长寿。

这个理论，其实并不"玄幻"：对于那些总是陷入迷茫、恐惧情绪的人，他们做什么事情都瞻前顾后，甚至不知所措，久而之，精神类疾病就会出现；对于爱生气之人，他们的一念心容易转向反念，表现就是暴躁、焦虑、冲动的，所以很容易招致横祸。与父母的争吵、与爱人的争吵、与孩子的争吵、与领导的争吵、与陌生人的争吵……当终日陷入于暴躁之中，那么"黑匣子"就会将你的每一次冲动记录下来，一旦遇到你很多自己完全无法解决的事情时，黑匣子积蓄的反念、负能量就会"爆表"，最终，急火攻心，让自己彻底病倒。

所以，这些带有强烈一念心反念人，谈何健康，谈何长寿？那些终日病快快、毫无精神气的人，无一例外体内的一念心都非常消极，很容易被反念控制，被负能量所控制。而大自然是大能的，它会根据你的一念心，给予你相应的生活。所以，若生一念怨气，那么你的生活必然会被生气所包围。

何氏养生馆中有不少客户，一开始都带有非常明显的反念的、负面的情绪，但通过引导转向一念心的正念之时，他们的健康状态立刻就会好很多，这其中，周姐就是典型的例子。

周姐已经年过五十五，退休的她按理说应当颐养天年。不过，因为孩子还没有结婚，加上又遇到拆迁的问题，每天都陷入焦虑之中，结果在一个盛夏之时病倒了。家人将她送到医院治疗之后，又送到何氏养生馆进行调理，她刚刚出院，整个人的身体状态都很差。我很理解这个年龄层的女性，她们容易将一些鸡毛蒜皮的琐碎之事不断放大，并习惯幻想反念，所以精神压力非常大。

因此，我对周姐说："周姐，您很担心家里的一切。可是你是否想过，孩子刚刚大学毕业，此时就谈及婚嫁有点不对，现在年轻人都有自己的想法，想自己闯出一片属于自己的事业，这就是所谓的先立业以后成家，你着急没用办法的。而现在你家里又面临拆迁，这是件好事儿啊！住了几十年的老房子，本身就很多问题，以后能住到宽敞明亮的新房子里，多舒服啊！这正是所谓的'乔迁之喜'。"

周姐叹了口气，说："我也想这么安慰自己，可是我总是控制不住……哎。"

听到这里，我建议周姐先在养生馆调理一段时间，然后让她放个大假，看看祖国的大好河山。一开始，周姐百般不同意，但在家人的坚持下，她只好点了点头。几个月后，周姐报名参加了一个"退休旅行团"，从内蒙开始，用了半年的时间，走遍了几乎中国所有的省份。

当周姐再次回到养身馆时，整个人透露出了积极的姿态，不仅将白头发染黑，还穿起了时髦的唐装。周姐同我说："何老师，这一路上我认识了好多团里的新朋友，根本没有时间考虑哪些烦心事儿。你还别说，我感觉之前的问题再也不是问题了！这次回来，我看见儿子带着女朋友回家了，这心里的滋味啊，更是甜得不行！"

周姐文化知识水平有限，也许并不能完全理解什么是"一念心"，但正是通过这次何氏身心调养及心态放松的全国之旅，她找到了自己的一念心的正念。当沉浸于美景之中，当与其他人交流感受到积极的生活态度之时，她的心情也为此好转，对待生活充满积极乐观，正面的一念心正在逐渐形成，所以整个肌体也透出了健康的活力。

这就是一念心的功劳。有了积极的一念心，那么整个人的状态就会呈现年轻有活力，愿意与人交流，愿意去做一些对身心有帮助的事情。当我们开始运动，身体就得到了锻炼；有了锻炼，胃口也会大增，身体营养补充充分。所以，积极的一念心，会形成良性循环，让生活中的每一个环节都充满正能量。拥有正念一念心的人自然健康，又怎么会被诸如感冒、发烧这种小病轻易击倒？

建立积极的一念心，最重要的一点，就在于扫去心灵的垃圾。佛教中所说的"业力"，也是这个意思。心灵，是一个人人生起航的起点，有了一个好的开端，那么接下来的旅行就会顺风顺水，即便遇到惊涛骇浪，也会凭借着良好的身心素质，突破一时的困境。一念心生一年缘，生善心得善缘，反之招恶缘。身体是否健康，是否能收获一个长寿的人生，就看自己是否拥有正念的一念心。

3. 不懂一念心只能让你备受折磨

什么是一念心？净土法门第十三代莲宗世祖印光大师曾如此说："吾人一念心性，不生不灭，非色非空。"用更通俗的语言来解释，就是"很多时候，让我们疲惫的并不是脚下的高山与漫长的旅途，而是自己鞋里的一粒微小的沙砾。"

这是著名作家肖剑的一句话，正点出了一念心的本质：你想的是什么，得到的就是什么。想到的鞋里的沙粒，那么浑身都会感到不自在；但看到的是沿途的风景，那么自然会感到快乐、轻松。

快乐、轻松的人，自然长寿，生命之树常青。正如很多朋友会问我："何老师为何您透出的精神状态好似30岁的人？"其实，我亦有很多工作要去忙碌——何氏养生馆的运营、团队的管理、客户的治疗方案制订……业余时间进行禅修、读书，还要进行文学创作等。如果不懂一念心，那么我势必会陷入牢骚、抱怨之中，不要说经营好一家企业，甚至连自己的生活都有可能过得一塌糊涂。

这就是为什么，在与客户沟通，尤其是面对各类企业家、高管之时，我会不断提及一念心的原因。生活中，任何一个小细节，如果少了一念心的正念引导，那么就会置身于地狱之中无法自拔：早晨起床，眼皮子跳了几下，认为倒霉的事情就要来临了，本来愉快的心情变得灰暗起来；公交车上，有人不慎踩到了自己的脚，认定倒了大霉，一天的心情都非常糟糕；下班途中，遇到大堵车，变得狂躁不安，"路怒症"发作，一天的好心情烟消云散……在何氏养生馆里，有不少的朋友，一开始都具有这样强烈的消极情绪：

赵姐是一家企业的中层领导，眼看就要到快退休的年纪了，有一次与她交流的时候，我能感受到强烈的情绪波动。她给我说，那几天不知道怎么了心绪非常不宁，周一早上在单位里因为叫错人，虽然没有造成什么麻烦，但她的心里却非常忐忑，一天都有些坐立不宁；周五的时候，她又接到儿子学校的电话，说儿子在大学最近和别人起了点小矛盾还动了手。虽然还不知道具体发生了什么，但是自己却变得非常紧张，恨不得立刻就能出现在儿子的学校里……

赵姐说："何老师，你说我为什么这么倒霉呢？我感觉自己一天到晚都是被各种不祥的事情纠缠，简直苦不堪言！您说，快乐怎么这样难呢？"

相信有很多朋友，都会像赵姐这般，经常会被各种生活琐事所影响，导致自己的情绪始终处于低落期。"白发三千丈，缘愁似个长"，仿佛人生的所有不幸，都落在了自己的身上。心情不好，导致各种疾病不请自来，久而久之，自己成了伤景叹花的林黛玉。

一朝春尽红颜老，花落人亡两不知，更是摄人魂魄，催人泪下。

林黛玉不懂得运用正念的一念心，所以她终日陷入伤感、悲凉的情绪之中，不过十七岁便香消玉损。也许我们不会如林黛玉一般如此忧伤，但如果不懂得一念心，必然会给自己带来极大的精神压力，严重影响自己的生活。

一念心，不仅是中国传统文化中的重要"心理调节教程"，西方世界中同样被应用。就如一千多年前，雅典的政治家伯利克里就曾经留给人类句忠言："请注意啊，我们已经将太多的精力纠缠于一些小事情了！"也许表达的方式不同，但这些伟大的先哲，无一例外不告诉我们："看到什么，你就会想到什么；想到什么，你就会得到什么。"

我亦是如此。任何一家企业，都不可能永远顺风顺水，每天都会有不同的小问题出现。如果总是看到负面的、消极的事情，那么企业根本无从发展——一个工作人员因为身体原因请假，难道我就因此杞人忧天，让何氏养生馆关门大吉吗？

一家企业，由无数部门、员工组成；一段生活，由无数小事、场景组成。"月有阴晴圆缺，人有悲欢离合"，过多地拘泥、计较小事，人生将会陷入无尽的悲伤和纠结之中，触目所及的必然都是烦恼、痛苦、矛盾与冲突，导致自己郁郁寡欢，如林黛玉一般体弱多病。

在中国文化中，"气"是一个人的核心：有了气，才有精力、才有健康，让身心合一，肌体器官运转正常。一念心，恰恰直接影响着"气"：懂得如何正确运用一念心，那么气自然从丹田处不断形成，让整个人透露出无限的活力和激情。

我曾经在报纸上看到过这样一个新闻：

某地有一对年轻情侣去看电影。因为电影院人较多，女孩子不慎被人踩了一下，结果她恼羞成怒，一直不肯接受对方的道歉，反而让男朋友帮自己出气。一开始，男朋友劝她不必过于纠结，但最后因为女孩的喋喋不休，痛骂自己的男友没有出息、胆小鬼之类的话，男朋友愤怒之下用刀捅伤了那个踩脚的人。结果，男朋友被判入狱5年，而这个女孩终日以泪洗面，并且被朋友、家人指责，最后选择自杀告别世界。

不过是小小的踩脚，却让自己陷入恼羞成怒的状态中，可以看到这个女孩子完全不懂得一念心的作用。其实，不仅是年轻人，即便很多中年人也是如此。

一笔生意失败，认定自己是无用的人，从此终日靠酒精逃避现实，完全不顾妻儿的生活；

一次不经意的批评，让自己从此犯了心病，认定老板要开除自己，每天活得胆战心惊，甚至患上了抑郁症；

一个小小的误会，认定邻居是刻意针对自己，因此变得暴躁异常，经常与邻居产生摩擦，甚至一见面就说出污言秽语；

……

这样的人，不仅给自己带来了无尽的麻烦和祸端，还让自己置身于烦恼与痛苦之中。

不仅如此，不懂正确运用一念心的人，健康状况也会每况愈下。中医古籍对情绪和脏腑有如下记载："怒伤肝、喜伤心、忧伤肺、思伤脾、恐伤肾"，人体五脏失调会引起不同情绪反应，反之，情绪又会影响五脏。所以，越是斤斤计较、患得患失的人，身体状况越差，例如李贺，这名唐朝著名的大才子，被人誉为"诗鬼"，曾写下"漠沙如雪，燕山月似钩。何当金络脑，快走踏清秋"的经典诗句，但经常因为一些鸡毛蒜皮的小事就郁郁寡欢，结果年仅27岁就离开了人世。

古语云："让一让，三尺巷。"不仅让别人，更要让自己学会宽容别人，学会宽容自己，不斤斤计较，活得理性开朗，这样的人，才能活得健康、活得自在。所以，无论我们身居何位，无论当前的处境如何，学会正念的一念心，这样才能摆脱痛苦的困扰。

4. 病，是怨出来的；健康，是想出来的

病，是怨出来的；健康，是想出来的。

这句话，是我在何氏养生馆中经常与客户们进行分享的。一开始，会有很多人产生疑惑：病，怎么会是抱怨出来的？压力较大的工作、越来越快的生活节奏，以及不规律的生活习惯，仿佛才是自己生病的首要原因。

不健康的生活模式，当然是生病的罪魁祸首；但是，如果不能用一念心来告诫自我，那么吃多少药、买多少补品都是于事无补。

类似于下面的这些抱怨，很多人都会经常脱口而出：

"我的手流血了，这该怎么办？"

"天啊，我怎么走得好好的就摔倒了，我是不是有什么疾病了？完了完了……"

"我最近感觉不舒服，检查了好久，但医院总说什么问题都没有，会不会是我患上了什么还没有发现的绝症？"

何氏养生馆中不少年纪在四五十岁、身居企业重要部门的领导，经常也会发出这样的感慨：我真羡慕那些有时间天天锻炼身体的人。你看我每天几乎超过十二小时待在办公室，忙不完的谈判，忙不完的会议，从没有锻炼的时间，我感觉我的身体真的是越来越不行了……"

我能够理解这些企业家们焦虑，理解他们对于健康的向往。孔子曰："四十不惑，五十知天命，六十而耳顺"，在这个年龄阶段的中年人，会比年轻时更加关心健康，更加担心疾病将自己击倒。

然而，越是担心，病仿佛越是来得勤。就像韩先生，五年前刚走进何氏养生馆时，和我说就在退休前三年，自己不断生病，不断进医院，每年几乎有三分之一的时间是在病床上度过的。在与他的攀谈中，我无数次听到他这样说："我怎么天天感觉到身体哪里都不舒服，不是牙疼，就是腿疼，我觉得自己还没到卧床不起的年纪，可是为什么总是无休无止地生病呢？"

答案，正在他的抱怨之中。

怨，在中医中早已有全面的阐述。其实，怨就是一种"我执"，一种偏执的心态。正如那些总是容易生病的人，他们会对目标、对自己有着太多太多的不满，情绪始终处于消极、悲观之中，完全不懂用一念心让自己走出困境。久而久之，因怨生恨，健康状态自然迅速下降。

在中医理念之中，很多病都是由怨所导致的：胸闷、腹胀、胃气上冲……脾胃受到伤害，自然会影响消化系统，诱发上吐下泻，导致胃炎、胃溃疡，胰脏系统出现病变，紧接着心、肝、肾同样出现问题，甚至诱发肿瘤、胃癌的出现。

爱抱怨之人，气血紊乱，自然各种疾病不请自来。怨，已经超越了医学的意义，延伸到人生的各个层面。反之，健康却是想出来的——有什么样的正念的一念心，就有什么样的健康状态。《三国演义》大家都很熟知，大将军周瑜为何年纪轻轻却撒手人寰？归根结底，就在于他终日抱怨诸葛亮的才能超过自己，最终在"既生瑜，何生亮"的哀叹之中英年早逝。

再与大家分享这样一个真实的故事：

王先生是中国某家IT公司的高管之一，见证了中国互联网的诞生。功成名就的他，有一个幸福的家庭，一双儿女分别在美国和法国留学，几乎是所有人羡慕的对象。

不过，很少有人知道，王先生其实生活中并不开心，成功的事业是以付出健康为代价的。王先生的身体很差，总感觉到自己好像得了不治之症，很快就将离开人世，所以除了公司，他最爱去的地方就是医院，总是向医生抱怨："我最近又感觉到身体不舒服了，昨天我咳嗽得很厉害，是不是有什么问题？还有，我天天感觉到非常累，我到底得什么病了？请你们一定不要隐瞒！"

无休无止的抱怨与猜忌，让王先生终日陷入抑郁之中，甚至还提前给自己买好了墓地。几乎所有顶级的医院，他都去做过检查和治疗，就是检查不出身体得了什么病，医生只能叮嘱王先生注意调整心理。但王先生就是觉得自己肯定是有病，不断强求医生为自己输营养液等一切对身体有益的药物。医生很少为一个健康的人开药，王先生认为自己可能是到了无药可救的地步了，最终脑神经出现问题了……

当我与王先生第一次见面时，他已经瘦得不成样子，面色蜡黄，身体像纸片一般毫无气力。听完他的抱怨，我建议他暂时休假一段，然后每天来养生馆与我交流。又一次，他说呼吸困难，这时我告诉他："很简单，如果还遇到这种病，立刻向一个纸袋呼气，或暂且屏住气。"

王先生按照我的方法做了，几次之后他兴奋地告诉我："我感觉自己的心跳和呼吸正常了，嗓子也不再感觉到梗塞！"我说："这是当然，你要是能天天再想想，快乐呼吸是件多么畅快的事，这种小毛病会更加远离你。"

经过几年的调整，现在的王先生早已没有任何问题，经常外出旅游，和老朋友们一起打打篮球。他很认同"一念心"的理念，意识到"健康是想出来的"。他给我说："现在想起几年前的自己，真是觉得可笑！天天抱怨这、抱怨那，反而让自己落了一身病！现在我根本不想那些虚无缥缈的东西，每天都想着如何锻炼，怎么做

让生命之树常青

会更健康一点，反而一身轻松。不是我吹牛，现在打一场篮球赛，我不输公司里的那群小伙子！"

怨与不怨，造就两种截然不同的生活态度与健康状态，所以在何氏养生馆，我经常告诉客户：与其每天吃各种各样的补品，进各式各样的医院，倒不如学会用一念心擦拭自己的心灵，多想想"健康"，别想"疾病"。

其实，"抱怨出来疾病"是很多现代人的共性。不能说这些人不在乎健康，反而是太在乎健康，让自己终日陷入忧怨之中。例如，遇到些小病痛，就生怕自己会"一命呜呼"，动不动就去医院，家里储备着大量的药品，这种恐惧的心理必然会导致时不时想自己生病的问题，想什么就来什么，果真就生病了，这就是吸引力法则的原理。不要过分夸张病，用一念心的正念让自己看到积极、正面、阳光的生活，那么所谓的痛苦、疾病都将化为乌有！

5. 越困难距离觉悟的"坎"越近

想要得到健康，唯有带着积极的、正念的一念心，不断增强体魄，才能益寿延年。而对于整个人生发展而言，更少不了一念心的作用。每个人的一念心各不相同，唯有找到真正能够激发自己的一念心，才能创造人生的辉煌。尤其是身处困难境地之时，一念心的作用就更加明显：积极的一念心，会帮助我们认清方向，深吸一口气继续前行；而消极的一念心，却很容易让我们心灰意冷、偃旗息鼓，带着绝望的情绪在人生低谷徘徊。

不同的一念心，决定了不同的人生。释迦牟尼最终能够成佛，就在于其积极的一念心——救苦救难，普度大众。在这种正念之下他不断前行，即便有多少困难迎接自己，饥饿、困苦、世人的不理解……一轮又一轮的磨难侵袭着释迦牟尼，但他并没有因此而绝望、退缩，反而心中的信念更加坚定，最终修成正果。试想，如果没有一念心的作用，也许释迦牟尼早已选择放弃，继续做曾经那个无忧无虑的王子，却与人生大智慧从此绝缘。

很多人遇到困难的时候，承受的能力达到了极限，就想放弃。其实，离困难的距离越近就意味着距离我们的"坎"越近，所以才有人说："苦难是人生的试金石。"唯有能够承受无数苦难之重的人，才能最终化茧成蝶，享受成功的果实。那些我们耳熟能详的大人物，无一例外不是经历了一轮又一轮的磨砺后，才最终成就了人生的巅峰。在这个过程中，他们当然也有各种痛苦，但是凭借着积极一念心的激励，最终走出了狭窄的山谷，终于站在了人生之巅。

在这里与大家分享这样一则禅学故事：

有一位雕刻大师为一家寺院雕刻佛像，在一堆木料前，他选择了两块木料，然后开始工作起来。几天下来，这两块木料已经渐渐出现了佛像的轮廓。

第五天晚上，一块木料说："我实在忍受不了了，每天被刀割得伤痕累累。我想要放弃，哪怕是一块儿废柴，也比这样强！"说完，他让自己彻底破碎，变成了一块块小木头。

另一块木料看着他，却没有说话，只是忍着疼继续等待第二天的到来。

天亮后，雕刻大师看到这个场景，不禁叹了口气。它将那块破碎的木料雕成了几个木鱼，然后继续雕刻佛像。

几天后，佛像正式完成，它与木鱼一起，被摆在了大雄宝殿之上，每天都接受信徒的膜拜。这个晚上，木鱼开口说话了："啊，我好羡慕你，为什么我们来自同一块木头，你可以享受供奉，我却只能被敲来敲去……"

此时，佛像终于说话了："我所受到的雕琢之苦，当然不是言语可以形容的。当初你不愿意接受刀斧加身，而今你我所受的待遇理所当然会有天壤之别了！"

选择做佛祖还是木鱼，这都由自己的一念心决定。能耐得住那份寂寞，可以忍受刀割的痛苦，那么你就能参悟人生，从此修得大道；相反，在困难时被绝望的情绪所包围，甘愿选择放弃，那么自己只能泯灭于众生之间，继续自己碌碌无为的生活。能否在困难之时突破觉悟的那道"坎"，就看自己带着怎样的一念心面对人生。

"滴水可以穿石，锯绳可以断木。"类似的人生警句，在中国传统文化中还有很多很多。这些语言，正是积极一念心的一种体现：选择什么样的心态，就有什么样的人生。困难面前不轻易放弃，这是一种高尚的人生价值，会闪烁出人性的光辉，它和怯懦的忍耐完全不同。倘若没有坚持下去的一念心，即便天赋再高，也很容易被困难吓退，难以看到成功之日。就像《封神演义》中的姜子牙，论资历、论天赋，他无疑是师兄弟中间最差的哪一个，但正是因为能耐得住寂寞，不会被困难轻易击倒，最终为西周赢得天下，并成为封神第一人。

而我们的何氏养生馆，同样也经历过不少的磨难。何氏养生馆不少客户都以为一直顺风顺水，但事实上我们同样经历过了无数个大大小小的困难：

何氏中医起源于宋代，但经过千年发展，到了民国时期不少内容都已散落。正是靠着何氏先辈的重新整理和挖掘，它才又一次散发光芒，其中的困难可想而知。如果没有先辈的坚持，就没有今天的何氏养生馆。

1988年，何氏养生馆正式成立。那时，我对管理等知识都非常欠缺，甚至有不少迷茫。但是我并没有因此放弃，而是不断学习，后来还前往北京大学进修MBA课程，努力学习现代管理知识；

进入新千年之后，何氏养生面临着"走出去"的挑战，为此我们团队上下不断学习，这其中的很多困难，在当时来看都是完全无法解决的，如何让员工掌握好何氏养生技术、如何用更现代化的模式管理企业、如何吸引更多的客户……可以说，每一个问题都关乎着何氏养生馆的发展。

值得庆幸的是，尽管遇到的困难众多，但正是凭借着积极的一念心，我们最终一点点走出了自己的路，并逐渐做稳做强。倘若在任何一个时期有一丝放弃的负面情绪，那么这本书就一定不会出现在您的面前。

"坚持就是胜利。"这是一句老生常谈的话，从小到大，我们

让生命之树常青

不知听了多少遍。这同样也是一念心的一种体现，它不仅决定了我们人生的高度，甚至还关乎着健康状态。因为只有敢于挑战困难的人，才证明他的心理素质越高；而心理素质又直接关系着身体机能的发挥和内分泌系统的正常运转。敢于积极面对困难的人，内心始终是强大的，不会出现强烈的情绪波动，五脏六腑始终处于正常运转之中，给身体带来积极的信号；相反，遇到困难就产生沮丧、悲观、愤怒情绪的人，总会透出一副病怏怏的模样，一如《红楼梦》中的林黛玉。

人生不如意十有八九，没有人可以逃避困难，这是我们注定的"劫难"，更是上苍对我们人生的考验。既然无处可躲，那么就不妨带着积极的一念心迎接挑战。能否通过这次考验，就看我们自己是否能扼住命运的咽喉，走出一条绚丽的人生之路了。

说了这么多关于一念心的人生故事，其实归根结底一句话：什么样的心态，决定什么样的人生，决定什么样的健康状态。带着积极的正念的一念心面对世界，那么你会发现所有的一切都充满了美好——风是温柔的，阳光是温暖的，带着积极的心态观察人生，我们的生命之树岂能不常青，岂能不茂盛？

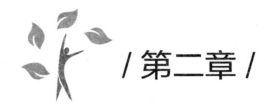

/ 第二章 /

放不下心，病就下不了身

　　佛曰："执着如渊。"很多时候，我们之所以觉得生命中尽是痛苦、百病缠身，并非是肌体产生了病变，而是因为内心太多的欲望，让自己迷失了人生的方向。就像满载的船舟，在江河之中不要说奋力前行，恐怕一阵大浪袭来就会随之倾翻。唯有放下内心过多的欲望、不好的回忆，懂得舍与得的道理，我们才能摆脱心魔纠缠，恢复健康状态。

1. 攥得最紧的往往是最不值钱的

在何氏养生馆里，经常会有一些老朋友引荐来的新客户。在这些人中有部分人刚一见面就给我抱怨起来："何老师，按说我现在工作不错，车房都有，可是为什么我依旧非常痛苦？头疼、焦躁、失眠……别人看起来我是个成功人士，可是这背后的痛苦根本无人知晓！甚至我经常会觉得，我身在地狱之中！"

"身在地狱"，这是越来越多都市人的共同心态，我们客户中的小刘，就是这个群体的代表：

小刘毕业于北京大学，在一家4A级广告公司工作。高学历，高收入，人长漂亮，又会穿衣打扮，因此在很多人的眼中，小刘就是典型的白富美。

而在一片赞扬声中，她的虚荣心越发膨胀起来，为了更引人注目，为了讲求品位，她不惜花大笔的钱去购买名贵、时尚的珠宝、名牌服装、高档箱包……她的收入毕竟有限，对时尚物质追求的强烈欲望，已经让她负债累累。

有一次在给小刘调理身体的过程中，小刘对我说自己其实活得很累，别人看到的只是她一个光鲜亮丽的外表，但是她的内心已经疲惫不堪。她说也反省过自己，超负荷地购买名牌物品似乎也没让自己真正开心过，她也想快乐起来，但是，这种欲望却让她欲罢不能。

由于内心的负担过重，原本漂亮的小刘也变憔悴了许多，对生活失去了乐趣，对工作也丧失了兴趣，时常唉声叹气，人也变得悲观厌世。用她的话说就是披着漂亮外壳的行尸走肉，她很想改变这一切，却无力改变……

后来，小刘无法承受北京给她带来的压力和诱惑，回到了自己家乡，和朋友们断了联系，不禁让人唏嘘感慨。而我只是偶尔在电话中与这名年轻人进行过交流，以长者的姿态和她谈心，她向我倾吐了很多心声，愿意有机会与我再次进行面对面的交流，排解内心的困惑，但我感觉那是一个遥遥无期的约定。我们通常说的"地狱"在哪里呢？它就在于人的内心之中。在茫茫尘世中，人的欲望越多，越难满足，心灵深处的不安和愤怒之火就会越旺盛，最终会将自己推向地狱的深渊。

"念念照常理，心心息幻尘。遍观诸法性，无假亦无真。"诚如小刘，名牌服装、高档手表、珠宝……越将这些身外之物攥得越紧，自己离生活的本质却越远，所有的一切，都构建在虚无之上。欲望让她的心灵承载了太多的负担，也让她丝毫品尝不到轻松和快乐的滋味。所以，她感受不到什么才是真正的满足，在一念之间选择了一条痛苦的人生之路。

何氏养生馆里有很多客户之所以一开始感到痛苦万分，正是因为对身外之物——物质、欲望等攥得太紧，结果渐渐迷失了自己。

得到了一段美好的感情，又渴望另一半能够腰缠万贯；得到了领导的赞许，又渴望立刻成为公司里的红人……无止境的欲望，使心灵承载了太多的负担，永远没有停歇下来的时候。

所以，当我在养生馆与这些朋友交流之时，"累！累！累！"，几乎成为了他们最常见的口头禅。一个个风华正茂的年轻人，却透出了无尽的疲惫，精神在欲望的深渊中挣扎不止，不知何时才能解脱。一念心清静，莲花处处开。一花一净土，一土一如来。我们都很羡慕佛祖的境界，但似乎自己总是很难达到这样的高度。为什么？且看下面这样一个禅意故事：

从前有一个穷人，他的家里一贫如洗，甚至连一张床都没有，终日只能睡在长条板凳上。他向佛祖祈祷："希望我能走出人生的困境，让我变得富有吧！"

佛祖听到了他的祷告，在梦里给了他一个装钱的口袋，并说："这里有一枚元宝，你取出来一枚，就会自动增加一枚。但是当你想花钱的时候，只有把这个钱袋扔掉才能花钱。"

一觉醒来，这个穷人欣喜若狂，他不断地向外掏元宝，满满装了一屋子。这时候他饿了，想要站起来去买吃的，但一想到钱袋必须扔掉，又变得非常舍不得。于是，他继续掏元宝，并和自己说："我再拿一些，足够这辈子生活了再停止！"

结果到了最后，这个穷人不吃不喝掏了三天，却再也没有站起来的力气了。最后，他孤苦伶仃地死在了钱袋的旁边，屋中尽是金元宝。

这个穷人将元宝牢牢攥在了手心，的确，他再也不是一名穷人。可惜，正是因为攥得太紧，他却丢失了最宝贵的东西——生命。

攥得最紧的，往往是最不值钱的，如虚名、外人的赞美。唯有回归内心的平静，才能找到人生的价值。一如路边一朵不起眼的小花，它奋力生长，绽放出最美的生命，丝毫不会被环境所影响。当你无意中发现它之时，一定会惊叹它的灿烂；但即便你与它擦肩而过，它依旧散发着迷人的芳香，在自己的世界里绽放美丽。

与路边的这朵野花相比，我们似乎太在乎周遭的一切，放不下内心的平静。所以，各种忧愁、疾痛不请自来，反而不如一朵不起眼的小花活得轻松自在。

唯有回归本真的一念心，才能摆脱身外之物的繁杂与纷乱，回归内心的平静。在我的眼中，放下内心，并不意味着彻底"放弃"，而是学会"拿起，放下"，在片刻的须臾之中学会有得有失，方能找回人生的平衡，让生命之树常青。

2. 别让回忆成为心病的"毒瘤"

回忆，会给我们带来甜蜜；同样，它也会让我们想起曾经不堪回首的一幕幕。在何氏养生馆中，有很多朋友都会经常找我聊天，然后喋喋不休地说起曾经的尴尬、失败、痛苦，似乎过去的不美好，在这一刻又重新上演。

从这些朋友的表情上，我看到了一个词：痛苦。那种纠结所导致的"狰狞"，让其陷入一种紧张的情绪中难以自拔。可以想象，现实生活中的他们，必然也是焦虑重重，如惊弓之鸟之鸟一般，每天都活在惊恐之中。无论别人有多少欢乐，都与他无关。他的生活，就是一个封闭的笼子，每天眼前出现的，只有过去的那些痛苦。

我曾经接触过这样一个客户，如今他已年近四十，却依旧不能摆脱曾经失败造成的阴影，甚至导致肌体出现了一定的病症。

小张是某市曾经著名的才子，早在小学时期，就获得了华罗庚奥数竞赛冠军。然而就在一次参加高考之时，因为紧张等缘故，他的语文作文并没有写完，尽管依旧超过二本线，但并没有达到理想的成绩，因此选择复读。

第二年高考，小张带着忐忑的心情走进考场。当拿到语文卷子时，去年的那一幕浮现在眼前。他害怕失败，可是又控制不住地联想失败，结果可想而知。这一年，他的成绩大退步，只考了400分。第三年、第四年，当曾经的同学已经陆续毕业，他却依然在高考中苦苦挣扎。

直到第五年，小张才考上了一所大专。不过，曾经那个风光一时的尖子生，早已被同学们遗忘，变得碌碌无为。随后，他只身一人来到北京打拼，但依旧不见多少起色。如今年近四十，他却还没有成家，成为了整个家庭的一个负担。

小张在和我聊天时，经常会表现出一种惊恐的状态。他和我

让生命之树常青

说："何老师，从第一次高考之后，只要让我拿起笔写字，就会紧张手就会发抖！直到现在，这个毛病还没改过来。我也看了不少医生，可是一点办法都没有。我刚刚三十六岁，可是你看，现在我已经有些谢顶，简直就是一个一无是处的大胖子！"

他的问题就在于他将当年的一次失误看得太重，以至于后来也不能放松心态，最终让自己完全陷入恐惧的情绪之中。恐惧多了，病自然就来了——过度肥胖、谢顶、焦虑……一个正值黄金期的青壮年，却透露出了老态龙钟的模样。所以，当我听完他的诉说后，我反问他："既然你如此害怕失败，可是为什么又要一次次回忆呢？"一句话，他哑口无言。

很多人都有这样的问题，让回忆成为了心病的"毒瘤"。不切除这个毒瘤，那么即便吃多少减肥药，吃多少安眠药，也不能让身体健康起来，从内至外散发出应有的活力。正所谓"心病还须心药医"，国医早已点明了这一点。

不仅对于事业、对于人生规划，面对感情问题，负面的回忆同样很容易导致心病的产生。我还记得，2003年那一年，有一个年轻女孩，就曾在这种心态下变得不能自拔。晓梅刚上大学没有多久就遇到了自己的白马王子李旭，两人走过了浪漫的大学时光，毕业之后，很快到了谈婚论嫁的阶段。但让晓梅没想到的是，就在订婚之前，她发现李旭其实还有一个女朋友。悲伤之余，晓梅果断选择了分手。

四年的美好，被这件事彻底粉碎。从这以后，晓梅开始变得不再相信男人，甚至有些封闭。无论朋友给她介绍多好的男朋友，她也绝不会同意交往。

一转眼，晓梅到了33岁的年纪。作为大龄女青年的她，生活接触面非常小，除了几个闺蜜，再就是自己家人。朋友们也很着急，想再为她介绍一个男友。但是每听到这些，晓梅就会想起李旭，心里感到异常别扭。后来，她遇到了一个不错的男孩，愿意和她一起走进婚姻的殿堂，但最终因为自己的心病，晓梅还是失去了这段恋情。爱情，成了她内心绝对不敢触碰的区域。

晓梅曾经和我说过，因为这段痛心疾首的回忆，不仅造成了内心永远的伤痛，还导致了失眠、抑郁等情形的发生。尤其当被家人逼着去相亲时，那种急促的呼吸、无力及眩晕感，甚至让自己感到生活的乏味。

刻意将负面回忆不断放大的人，都有这样一个特点：习惯孤独，越来越将自己封闭在某个小世界里。他们嘴上说这是"逃避"，但事实上，恰恰是不断将过去的场景碎片化，并不断展现在自己的眼前。久而久之，这些零碎的记忆成为了生活中不可分割的整体，总会见缝插针地让自己回到痛苦不堪之中。

无论小张还是晓梅，他们无可避免都被回忆所控制，成为了过去场景的"提线木偶"。这种心态，其实每个人都有，正如当我看完某个电影之时，也会不由自主地幻想：如果我是电影中的主角，会选择怎样的方式解决问题？甚至我还会将自己的幻想变成文字。在这个过程中，我会给自己创造一个虚拟的场景，让自己尽情地宣泄情感。

与这些人不同的是，我可以从这样的场景中走出，但有的人却在过去的记忆中越陷越深。这样的人，不仅让自己的生活一片混乱，更让自己的生命之树提前凋零。春意盎然的春日，却刻意营造出寒风凛冽的寒冬氛围，所以我们的情绪会不断消沉，各种疾病也不请自来。

对于回忆，我们可以偶尔想起，但是一定要把它锁在门外，而不是让它与你居高临下。它应当像树叶一般，随着时间的流逝落下乃至"化作春泥更护花"。不要总把命运加给我们的一点儿调味剂——痛苦，在我们有限的生命里拿来反复咀嚼回味，那样将得不偿失，有百害而无一利。一味地缅怀和沉醉其中，只能使我们意志薄弱长此以往，痛苦与日俱增。没有人可以逃避回忆，但我们也不必为此念念不忘，而是应当将它锁在门外。也许有一天，它依旧会出现在我们的面前，但此时只要我们微微一笑，告诉自己："未来不是过去的复制，只要一个轻松的笑容，过去的一切都将灰飞烟灭。"让回忆成为引起我们快乐回忆的蛛丝马迹，而不要让它成为引爆我们幸福人生的导火索。

第二章 放不下心，病就下不了身

3. 放权让自己做个快乐的甩手掌柜

何氏养生馆中，有不少客户都是企业老板或是高层领导。通过与他们的交流我发现：这批精英分子身体问题似乎比普通白领还要多，尤其是在睡眠之上，失眠、多梦及睡觉时间极不固定，几乎70%以上的企业领导，都有这样的毛病。正因如此，他们虽然表面上光鲜亮丽、风度翩翩，但在他们背后，却表现得非常脆弱，焦虑、烦躁，乃至便秘、心律不齐、血压高等疾病纷至沓来。

"心理＋肌体"双病变，是企业家、领导层群体的统一问题。这一点，我们从各种新闻中可见一斑。近年来不少企业家英年早逝，已经给这些社会精英分子敲响了警钟：如果不注意保养自己身体，死神随时就降临在你的身边！为什么看似生活更富足的企业家、领导者反而身体会出现更多的问题？这其中的原因，从我们的两个客户身上就可以找到端倪。

方先生对我说："何老师，您看我再怎么说也是一个公司的老板，虽然公司不是很大，但也有几百号员工，可是我感觉这比当年给人打工还要辛苦！一方面，我希望员工们都能努力一点，这样不仅对公司、对他们都是个好事；另一方面，毕竟员工的目的只是赚

让生命之树常青

032

钱打工，和我对公司的感情不一样。所以，有很多核心的工作，我必须自己上！尤其是对于一些大客户，这些初出茅庐的小伙子恐怕很难应付，所以每天我都必须陪着这些客户，不仅是白天，晚上还要陪着他们吃饭喝酒……一天两天好说，时间长了，哎，真是痛苦！我现在一身毛病，高血压、高血糖，每天出门都是带着一大堆药！"

孙姐对我说："何老师，我今年刚刚升职为副总，事情反而更多了。到了这个位置我才发现，有很多事儿不得不自己做。不是我不想交给那些小伙子、小姑娘们，可是他们经验不足，老出错误，你说谁帮他们收拾残局呢？还不是我？所以，索性我自己上好了，至少能够保证质量！不过，我真的好累……"

事必躬亲、亲力亲为。从这两名企业家和领导者的身上，我很快得出了他们身陷疾病痛苦的原因。这样的企业家和领导者，在中国不仅不是异类，反而是主流。也许，此刻正在阅读的你，恰恰就是这样的企业家之一。每一天，你都有无数的工作要做；每一天，你都有无数的客户要谈；每一天，你都有无数杯的酒要喝……

中国有一句古话："业有专攻"。即便老板也不是万能的，什么都管，什么都管不好，只能是管得越多越累，管得越多压力越大——员工感到老板每天都在压迫自己，老板每天也陷入无休止的工作之中，久而久之所有人都累了、都病了。并且如果企业家什么事情都亲力亲为，丝毫不敢放手让员工去尝试，仍然做了很多下属权限之内的工作，所以有的企业里出现"老板忙死，下属清闲"的奇特现象，导致整个公司、团队的框架出现严重问题，大大降低工作效率。这时候恐怕领导的心理将会更加失衡。

拥有一个这样的工作状态，谈何身体健康，谈何心智健全？所以，要想让身心得到健康，那么作为企业家、领导的你，必须学会平衡，懂得舍与得的道理，尽可能大胆放手，让员工们自己不断成长，这样才会对员工、对公司、对自己起到积极的意义。

我作为一名企业管理者，同样每天有很多工作要处理。但是，为什么我却能始终处于较为健康的状态，很少出现严重的疾病？很重要一点：我会给自己做好定位，而不是什么事情都亲力亲为。何氏养生馆每天的客户众多，我无法做到对每一个客户进行调理，否则这就是对其他客户、对品牌、对员工的不尊重——其他客户在无效等待，公司事情被耽搁、员工感到不信任。时间长了，公司的实力自然持续下滑。所以，我鼓励员工们自己去实践、去尝试，在实际工作中直接得到经验的提升，这远比站在我身边看要更有效！

员工的确会出现一些小瑕疵、小失误，但这是任何人都会经历过的事情。想想看，曾经的我们，还是职场菜鸟时，是不是也曾出现过工作失误？但是，正是因为这些经验的累积，我们才能迅速成长，夯实自身实力，最终闯出自己的一片天空！

当然，工作出现差错自然不是好事，那么如何帮助员工在实践的同时，又能尽可能杜绝错误呢？最好的方法，就是企业内部建立完整的培训机制。培训机制会系统化地将专业知识传授给员工，让他们可以更加全面地充实自我，一旦遇到问题就会借鉴相应方法合理处理。何氏养生馆定期都会展开培训课程，除了我以外，还有一些受邀的专家亲自到场做讲师，为员工答疑解惑。这种模式，远比单纯的处罚、写检查要更能帮助员工，更加提升团队凝聚力。

所以，当你有了一份敢于放手的心态，并创立了合理的员工培训机制时，这时候又怎么会总是抱怨员工能力不够，必须亲力亲为呢？放下了心，我们的生活状态也就迅速提高，在工作之余可以尽享家庭之乐、友情之乐，可以在周末陪着孩子一起玩耍、放松，可以在闲暇之时与员工聊聊天、谈谈心。做一名快乐的心胸宽广的企业管理者，那么我们的工作不仅蒸蒸日上，同时身体机能也处于健康的状态，不被疾病侵袭。这样的企业管理者才能被称为人生赢家！

4. 不要拿别人的错误惩罚自己

健康长寿，是每个人都追求的梦想；那么，健康的天敌是谁？毫无疑问，就是生气。我们总在说："平静心情别生气，尤其不要生别人的气，因为完全没必要，对方毫发无损，自己反而还落了一身病！"

可是，到了现实生活中，我们真的能做到吗？下级犯了错误，身为领导的我们，在办公室生闷气；上级听不进自己的建议，下班后自己在家里生闷气；同事工作失误，自己气得无语，恨不能当场抽对方两记耳光来解恨……

相信很多人，都有过这样的经历。倘若情绪过于激动，甚至几天都缓不过来，年长者还要吃一些速效救心丸、降压药等，让自己的心绪一团乱糟糟。结果等冷静下来发现：对别人犯下的错误耿耿于怀，甚至是自己没能占到更多的便宜，这简直可笑！因为到头来，受伤害的是自己！

拿别人的错误惩罚自己，其实最重要的表现形式就是生气，只是这种生气是隐形的，不与对方直接起矛盾的，但内心之中，我们依然没有摆脱与别人的争执。表面上看，我们似乎在一种冷静的情绪之中，但只有自己知道：其实内心早已一团焦虑。结果久而久之，对方丝毫没有损伤，自己反而情绪大乱，出现了各种生理问题。

"和别人生气的时候，我们一根手指指向别人，看起来盛气凌人；但我们没看到，还有三只手指蜷缩着指向自己。"

这是散文家的文学描述，用一种很生动的手法，表现出内心陷入焦虑时的状态。总是盯着别人的错误不放，其实就是将自己装进了牢笼之中，不断地惩罚着自己。台湾著名高僧证严法师也曾这样说过："生气是拿别人的错误来惩罚自己！"

其实有很多疾病，都是因为这种情况产生的。如果学会放下，那么疾病就会不治而愈。2014年，47岁的薛姐来到何氏养生馆，在此之前，她的肺部出了一定问题，辗转治疗了半年也不见效果。薛姐告诉我，一开始只是咳嗽，紧接着就开始头晕眼花、厌食，到最后去医院检查怀疑是肺部出现顽疾，但换了不少医院，也一直没见好转。

由于经历的病人太多了，但很多病人的病源是来自心理，所以每遇到一个病人，免不了先沟通，看看是否心理有问题，然后再对症下药。和薛姐交流之时，我感觉她心事重重，于是我问她是不是有什么其他事情。这时她才告诉我，原来她在一家代理财务公司上班，年初时来了一个小姑娘做助手。虽然说是助手，其实她自己也独立管理着一些公司的财务申报等业务。这个小姑娘几乎什么都不会，并且毫无责任心。因此薛姐代理的几家公司，在月底报账时都出了错误，老板扣了她的钱作为惩罚，结果她自己气得不行，倒不是因为钱，她就觉得这是小姑娘犯的错，为什么要惩罚自己？但又不敢和领导对着干。因这位姑娘是依靠关系进入公司的，这该怎么说呢？

就这样没几个月，薛姐就感到自己的身体出问题了。

听完薛姐的讲述，我立刻明白了她为什么身体出了问题。我给她开了一剂药方：请假三个月，然后去某个小山村好好休息休息，什么工作都不要做，更不要惦记自己的工作，多食用新鲜的蔬菜和水果。

薛姐以生病为由请假三个月得到了批准。

三个月后，再出现在我面前的薛姐，已经彻底康复，并且带给我的，是医院开给她"痊愈"的证明。薛姐很高兴，并问我："何老师，为什么您没让我吃药，我的病就好了呢？"

我笑了笑，说："很简单，你的病不在于身体，而在于心。过去你纠结着小姑娘的事情，每天用别人的错误惩罚自己，让自己陷入痛苦之中。现在你的生活里没有她了，当然就好了！"

经过调理的薛姐，回到单位后不再生闷气，而是向领导说明了相关问题，并用建议的方式，让小姑娘可以正视工作。领导自然很是理解，那位小姑娘也开始变得成熟、稳重。如今，小姑娘已经成为薛姐的得力助手，两个人关系融洽，而薛姐再也没有因为身体问题而感到难受、痛苦了。

盯着别人的错误，就是一种置气的表现，所以过去的薛姐，不免有些斤斤计较、心胸狭窄。其实，真的向领导说明问题，领导就会进行协调。即便小姑娘有很硬的后台，但让她进入公司就是为了学习、锻炼、掌握技能，而不是单单地"混饭吃"。所以，我们为何不能放松心态呢？

改变自己斤斤计较的心态，不用别人的错误惩罚自己，就是为了让自己的心情得以调整，不再终日陷入纠结的情绪之中。人的健康，与情绪息息相关。愉悦的心情，会让人的肌体进入正常状态，使免疫抗病系统发病可以自我控制；而苦恼、烦闷的情绪，则会诱发各种心理、生理疾病出现，使原有的病情加重。若长时间处于压抑、紧张的状态，会降低抵抗力，加快人体衰老。一旦如此，生命之树必然由盛至衰，进入凋零期。

所以，无论遇到什么事，我们都应该学着放松心态，尤其是别人的问题影响自己时，此时若执拗其中，反而更加心情郁闷。例如在单位中遇到自己看不惯的人，但我们有没有合理解决的方法，此时最好的方法是远离，而不是坐在位置上生闷气；同样，如果不慎买到了假冒伪劣产品，亦或被骗子诈骗，那么在寻求工商、警察的帮助之后，就应当及时转换情绪。因为，即便我们再生对方气，但事情不会因为愤怒、怨恨、暴躁而产生任何改变，反而会让自己的健康状态大打折扣。

单纯的心理调节，也许很难让我们走出对于别人错误的厌恨，这个时候，不妨换个环境调整心情，例如利用节假日外出旅游，亲近大自然。远离喧嚣的都市，乐在青山绿水间，面对美景，荣辱皆忘，这个时候心中的郁闷很快就会一扫而空。就像我也会遇到一些问题，这个时候与其在办公室里生别人的闷气，倒不如走出去，与我们的师傅交谈，或者看看大自然风光，排解内心郁闷。总之，无论用怎样的方法，万万不可用别人的错误惩罚自己，否则放不下心，百病自然缠身。

5. 不同的角度不同的风景

何氏养生馆的绝大多数客户是40～50岁的中年人。相比较20岁的年轻人，他们更加成熟，拥有一定的社会地位；相比较60岁以上的老年人，他们更有活力，并且是家庭的主心骨。所以，这个年龄层的人显然压力更大，并且自由较少，经常需要为了生活、工作而奔波忙碌。

所以，40~50岁的人，是整个社会压力最大的一个年龄阶层。车贷、房贷、子女、父母……有太多太多的事情等着他们去处理。压力大了，各种心理问题自然频发。尤其是当突然换了一个环境之时，更容易产生强烈的负面情绪——过分怀旧、纠结、不知所措……

马先生是2015年来到何氏养生馆的。在此之前，他一直生活在东北。2010年，因为工作的缘故，他被调任至新加坡出任部门经理，按理说这是一次让人羡慕的升职机会，不过现实却完全不是如此。

马先生是一名东北汉子，从小就习惯冰天雪地的气候。到了新加坡他发现，这里气候炎热，根本看不到那熟悉的雪，因此心里非常不舒服。不过，为了工作他还是硬着头皮坚持了下来。

没过多久，新加坡某电视台引入了电视剧《乡村爱情》，一下子，马先生的思绪被拉回了遥远的东北。每天回到住地，他都会守在电视前等待《乡村爱情》的播放，然后一遍遍感慨："哎，什么时候才能吃上东北的大酱，什么时候才能在松花江上滑冰啊！"

当然，马先生也知道，自己这种想法显然很不现实。2011年，他已经将家人接到了新加坡，儿子还在高中上学，想要此时调回国内，公司不会批准，家人也一定备受折腾。因此，他只好硬着头皮待了下来。

可是，待的越久，他就越想回东北。每天，他都会和别人说："想当年我在东北的时候……"一开始，妻子并没有往心里去，但时间长了，她发现丈夫越来越不爱说话，一旦有休假，就在屋子门前拿着两个铁片不断打磨。妻子问他这是做什么，他没好气地说："我在做冰刀！你忘了在东北我这手艺可是一绝？哎，你们啊，真

让生命之树常青

是容易忘记家！"

这个时候，妻子才意识到，自己丈夫遇到了严重的问题。通过与公司的沟通，他开始了一系列的治疗，但一直没有明显效果。最后，他不得不送回国内，来到了何氏养生馆。

像马先生这样的人，何氏养生馆中还有很多，他们多数都有强烈的怀旧情绪，非常难适应全新的环境。与他们初次见面时，听到最多的抱怨就是："我不适应！我觉得还是待在过去那个地方好……"这其中，有的人如马先生一样，中年时到异地打拼；有的则是调离了原岗位，年近四十不得不重新学习新技能，因此感到非常不适应。甚至，还有的人当上领导后，反而出现了极大的心理问题，认定自己不配做领导，还是跟过去一样，做个普通小职员才心安。

处于新的环境，对过去依然抱有美好的回忆，这种"怀旧"当然没有错——美好的过去，会帮助我们调节生活状态、珍惜眼前；但如果超过了合理的范围，那么不免就有些本末倒置，不仅影响正常的生活，还会让自己与现实产生强烈的冲突，从而诱发心理和身体疾病。

为什么，有的人会难以走出过去的影响？在我看来，这是因为他不懂得换个角度看风景——过去的风景尽管很美，但它与现实截然不同。只要换一个角度，用正念的一念心让思维调转方向，那么就能走出当下的困境。就像马先生，通过一段时间的调整，他就迅速走出了内心的阴影。

当我开始与马先生进行接触时，没有着急立刻用药，因为他的病在于心，心病还须心药医。我问他，在新加坡的这些年，是否在这个美丽的国家旅游，去参观那些美不胜收的美景，例如新加坡环球世界、新加坡环球影城等。对于这些，他都是茫然地摇头。他告诉我，在新加坡的这些年，除了公司、家，他很少去其他地方，对新加坡很陌生。

我笑着说："真遗憾，很多世界上独一无二的奇迹，你都错过了！"

说完，我让助手整理好了诸多新加坡的美景图片，这其中有很多，都是我们何氏养生馆亲自拍摄的。我给马先生制订了一个特别的治疗方案：每天让他看一张新加坡美景图，同时我会花一定时间给他讲解。头几天，他没有特别强烈的反应，但一个星期后，他会和我咨询这些景点究竟在哪里，不时还会挠着头说："这个景点离我们公司非常近，为什么我从来不知道呢？"

几个月后，马先生经过调理，顺利恢复了健康。他兴奋地说："谢谢你何老师，我现在就想回到新加坡，除了投入工作，也想见识一下这个和东北截然不同的国家，究竟是什么样子！"

为什么，我要通过新加坡美景图片的方式，对马先生进行治疗？事实上，这正是一种精神暗示和视觉转移治疗疗法：马先生之所以念念不忘东北老家，就是因为他没有体会到现实同样美轮美奂，同样有太多的精彩等待自己发现。一旦他意识到错过了太多的精彩瞬间，必然会后悔之前的状态，因此主动走出过分怀旧的心态。

这就是一念心的魅力，只要自己愿意转头，用另一种角度看世

让生命之树常青

界，那么就会发现太多的精彩正等着自己。"如果你因错过太阳而流泪，那么你也将错过群星。"这是诗人泰戈尔的一句诗句，我也想送给所有过分陷入回忆的人。换了新单位，你会结识到更多新同事，让自己的人脉拓展；成了领导，你会发现自己思考的方向与之前相比大为不同，经历、能力、知识储备迅速提升。当我们感受到了现实的美好，又能不时回忆起过去的点滴，这时候才能真正体会到人生的甜蜜——过去与现在都很美，它们给自己带来了截然不同的回忆。所以，试着用不同的眼光看待当下，让回忆如美酒一般发酵，在当下如骄阳一般热烈、充满激情之中一饮而尽。

6. 爱，就是一切的正念

"近朱者赤，近墨者黑。"这句话大家都很熟悉，它的意思就是：处于什么样的环境之中，你就会成为怎样的人。乍一看，这与健康似乎毫无关系，但事实上，对于现代人而言，有时候正是因为环境的原因，让自己身陷痛苦之中，导致顽疾缠身。

例如，对于很多城市人群，尤其是北上广的家庭而言，每个人的生活压力都非常大，在快节奏的社会生活中，几乎每天都是围绕着工作去转，放在生活上的精力少之又少。此时，对于有些上年轻的人来说，不免就有些孤单寂寞，内心缺乏爱的关怀。人一旦显得无事可做，就很容易胡思乱想、杞人忧天，导致疾病不请自来。

近年来，何氏养生馆中不少的中老年客户都是因为上述情形患上心理疾病。对于这些客户，我们唯一能做的，就是让他们体会到爱的温暖。这其中，与我同姓的一位老爷子，就是很好的代表。

何老爷子今年年近七十五岁，身体一直都很硬朗。2015年，他的儿子为了更好地照顾他，将他从内蒙古老家接到了北京，想让他在首都享受更好的物质生活。一开始，何老爷子也很高兴，到了北京之后各种新鲜事物层出不穷，让他的退休生活变得丰富多彩。

但还没过半年，何老爷子却变得似乎越来越沉默，也不爱出去遛弯了。儿子很奇怪，问父亲怎么了，何老爷子只是说："没什么，可能城市太大，走得太累，不爱出去了吧。"儿子也没多往心里去。但没过多久，他就发现父亲变得几乎越来越冷漠，有时候几天也不说一句话，总是看着墙发呆。他很紧张，急忙和妻子将父亲送到医院，可是查了一大圈，却没有丝毫问题。

不知道是不是频繁去医院的缘故，回到家后的何老爷子，总是说自己头疼，眼睛也越来越花，甚至还说要立遗嘱。儿子吓坏了，更是百般寻医，后来有朋友推荐了我们，最后找到了何氏养生馆。

当我了解到了事情的前因后果后，让何老爷子每周三次到店里调理。除了传统的中医疗法之外，我们还制订了非常特别的治疗方案：让年轻的服务人员嘴甜一点，称呼他为"爷爷"，并且尽可能多和老爷子聊天说话。知道老爷子下象棋厉害，于是每次都有一个小伙子陪老爷子杀上几盘。后来，老爷子过生日，我们还专门办了一场生日宴会，感动的老爷子差点落泪。

让生命之树常青

没过多久，何老爷子再也没有说自己有哪里不舒服，每天都是乐呵呵的。当他的儿子向我表示感激时，我说："其实老爷子没有任何问题，但是在他这个岁数，缺少的不是物质，而是爱。你们很忙这容易理解，可是别忘了，老人就像孩子一样，如果没有宠，没有人关心，那么自然就会出现各种问题！"

何老爷子这件事，给我带来了不小的启示。在过去，我们的重点是中年人，却忘了还有一批老年人同样患上了不少心理疾病。尤其是北京，不少老人都是跟着孩子前来，一下子离开了生活几十年的家乡，而孩子每天又要忙碌工作，孤独感油然而生，"独在异乡为异客，每逢佳节倍思亲"，这种凄凉的感受，很容易让人产生心理问题。

不仅是老人，对于一些心思细腻的中年人，同样也可能因为感受不到爱，陷入孤独悲伤的情绪之中，这时候各种疾病就会乘虚而入，将人击倒。所以，当我发现这类客户越来越多之时，我也在何氏养生馆发起了特别的关爱活动，在特别的节假日期间举办各类文艺表演、聚餐等活动，邀请这些孤独的人前来参加。活动上，我们会特别注重"爱"的关怀，尽可能让每个人感受到如回家一般温暖。这个时候，这些所谓的病人，脸上都透出了发自内心的快乐，完全看不出有任何病痛。

想要让这些人真正恢复健康，同时要发动身边的人一起行动。日常生活中，我们应当多多关注身边的家人、朋友，让他们感受到爱的存在。这份举动，不要求无时无刻在一起，但是应尽可能保证每天一起吃晚饭，节假日时有机会一起旅游、踏青，一起分享生活中的快乐。如此这般，他就很容易放下内心的纠结，变得开朗起来。放下了心，病就放下了身。

当然对于自己，我们同样应该主动追求爱的温暖。例如一段时期内我们的生活过于单调、枯燥，这时候不妨给最好的朋友打一个电话，诉说一下内心的苦闷，跟大家玩聚一聚，在快乐的氛围中放下内心的失落。主动寻求温暖，这同样是养生术的重要组成。无论对于身边的亲人还是自己，爱是不可或缺的。

爱，就是一切的正念。有了爱的滋润，枯木也能发芽；有了爱的滋润，每天感受到的都是雨后的清新；有了爱的滋润，每天我们都能感受到温暖，心灵找到了港湾；有了爱的滋润，我们不再自怨自艾，愿意担起肩上的责任。心态积极了，我们就愿意去工作、去锻炼，因为有太多的目光期待着我们。这样一来，疾病怎么敢靠近你的身体？

让生命之树常青

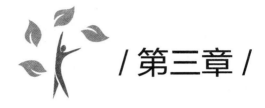

| 第三章 |

感谢那些曾经折磨我的人

　　对手、敌人、竞争者……在有些人的眼中，世界仿佛总是与自己过不去，总会有一些人来折磨自己。为此，我们选择抗争、选择敌视，结果到头来不仅人际关系弄得一团糟，还给自己添了很多心病。何氏养生馆中也有一批这样的客户，面对他们的狭隘和斤斤计较，我最常说的一句话就是："学会宽容吧，那些看似折磨你的人，恰恰是你人生路上的贵人！"

1. 把你送上领奖台的，往往是你的对手

人生在世，总少不了对手。学生时期，同学们彼此竞争，努力得到成绩的第一；工作后，我们还要与同事进行竞争，努力成为公司中的优秀人才。更不要说，那些自己在商海中打拼的企业家，他们的敌人、对手数量更为庞大、且更为厉害。

人生在世，我们也免不了与对手的接触。这其中，既有文质彬彬的人，同样也有"伶牙俐齿"的人。这种"伶牙俐齿"人，总喜欢讽刺、羞辱别人，喜欢利用自己的口才表现出一种所谓的"高高在上"。

面对这样的人，你会做出什么回应？和他对骂一番，也许你骂不过他；与他打上一架，这不是一个成年人应有的行为。那么，我们该怎样做，才能真正摆脱这种被折磨的感觉？

其实，面对别人的羞辱，最好的办法就是——去正视对手的攻击，宽容对手咄咄逼人的态度，从中找到自己的不足和方向。也许在一时看来，这是一种"示弱"，但事实上，把你送上领奖台的，往往正是这些对手。

我在北京大学攻读MBA时，有一个同学似乎从开学第一天，就和

我卯上了劲儿。每当我向教授咨询问题时，她也会跟上来，即便不发问，也会竖起耳朵聆听。而每次提交作业，她也总习惯和我一起交，然后和我说："何老师，这次我希望我的成绩可以超过你！"

我有些哭笑不得，说："怎么你好像很针对我啊？上次我上台演讲，貌似就是你提出的问题最多，并且都很尖锐……"

我原以为，这位同学会生气，和我理论一番。谁知道她说："何老师，您可别误会。我早就知道您，这次有幸和您一起听课，我可是拿您当目标呢。所以，我就是想把你当作对手，这样我才能进步！"

原来，这位同学和我有一样的想法，不会因为有人竞争就觉得是受伤害。所以，后来的课程上，我也格外留意这个对手，经常关注她到了哪种程度，哪个阶段。在一段时间内，我似乎有些落后，但经过一段时间的努力，我也终于能追上她的进度。而她亦是乐此不疲，和我较量了起来。

最终，当MBA课程结束时，我和她均为班级成绩名列前茅者。我很感激有这样一个对手出现，让我不得不调动起最大的积极性，不被她远远甩在身后。而当正式毕业后，我们也成为了很好的闺蜜。尽管依然有竞争，但是我们却没有厌恶彼此，反而关系更加亲密了。正是因为有了这个对手，所以我的进步得到了前所未有的提高。

所以说，如果换一个角度，那么你会发现，对手其实正是自己的一个标杆。正是因为有了对手的存在，我们才逼着自己充实自我，这样才能始终保持足够的竞争力。换个思维：为什么你会有对手，并且对手会不断向你发起挑战？正是因为你的能力过硬，是一个值得挑战的对手！倘若你完全没有实力，那么又有谁会关注你、在乎你呢？

"有则改之，无则加勉。"这句话很多人都知道，然而一旦遇到对手的攻击时，却立刻被抛到脑后。放弃了一念心对于内心的抚慰，那么迎接自己的只能是无休无止的痛苦、悔恨和抱怨。久而久之，这种情绪不断发酵，会让自己变得敏感、脆弱，无论其他人说什么都认定是针对自己，让自己身陷痛苦的深渊之中。甚至因为惧怕对手，我们的能力也不断下降，到了崩溃的边缘。

我不知道是否有读者了解"猎豹与羚羊法则"，这个法则用生动的故事表明：把你送上领奖台的，正是你的对手。

在非洲，猎豹与羚羊是一对天敌。而这对天敌，同样是世界上"跑得最快的动物"。

小羚羊问妈妈："为什么我们总是要那么快地跑？"羚羊妈妈说："如果我们不跑，必然会被猎豹吃掉。所以，我们必须跑得更快，必须不断闪躲，这样才能保证安全。孩子，如果想要看到明天的太阳，那么就必须勤快起来。"

小猎豹问妈妈："为什么我们要飞快地奔跑？"猎豹妈妈说："孩子，你看到那些羚羊了吗？它们就是我们的晚餐。如果追不上它们，咱们岂不是要被饿死？"

后来有一天，猎豹群体突然消失了，所有羚羊无不兴奋异常。它们不必再奔跑，而是悠然自得地吃草。渐渐地，羚羊们变得臃肿、懒惰、反应迟钝，原本优异的奔跑能力不断退化。几年后，又一批猎豹进入草原，结果这些羚羊毫无还手之力，除了有幸逃出的几只，剩下的全部成为了猎豹的盘中餐。

人类社会，同样具备大自然的属性。没有猎豹这样的优秀对手，自己的能力自然快速退化，最终毫无竞争力。著名相声演员牛群曾经有一句话："和臭棋篓子下棋，那不越下越臭吗？"虽然话不好听，但恰恰说明了对手的重要性——有什么样的对手，就有什么样的自己。

对手，就是自己的宝贵财富。尽管这个对手有时候会出言不逊、咄咄逼人，但不可否认，正是他所带来的压力，让我们不得不时刻提醒自己：竞争无处不在。倘若自己松懈，很容易被其他人甩到身后。何氏养生馆也是如此，中国各类养生馆数量庞大，每一个都是不容小觑的对手，唯有不断进步，吸取对手的经验，在竞争中提升自身实力，这样才能始终立于不败之地。和强劲的对手过招，即便输了一次也不是世界末日，因为我们收获到了经验，可以让我们审视自身，找到提高的途径与方向。一个人，需要有对手；一家企业，需要有对手；一个民族，同样需要有对手。没有对手，我们也许能够做到优秀，但距离杰出却总有一定距离；有了对手，就有了进步的动力，让生命之花更加盛大地怒放。所以，请感谢你的对手吧！

第三章　感谢那些曾经折磨我的人

2. 别人扔过来的石头成为我的垫脚石

没有人会喜欢敌人，尤其是敌人投来的"石头"。因为，石头就意味着攻击，意味着自己可能会遭受批评。尤其是对于脾气耿直的人而言，更容易无法接受他人不满或带来的言语伤害，很容易引发冲突。我们何氏养生馆曾经来了这样一个客户，总是向我抱怨："我一听到别人说自己'不好'就火冒三丈，非得找人当面评理、问个究竟。我感觉，他们这么做是和我过不去，存心挑毛病，就见不得我好呢？"

听完这位客户的话，我没有着急给他寻找解决之道，而是向他讲了这样一个故事：

老张已经40多岁，以前在武汉一家医院做医师。由于能力过硬，他一直都是医院骨干。不过，老张身上有个大毛病——自视甚高，总认为自己大材小用。所以，人到中年之后，他反而有了更大的想法，因此不顾家人的劝阻，辞职来到北京打拼。

初到北京，老张告诉自己："我一定要出人头地！"他也给自己列了很明确的目标：一个原则，两个基本点。一个原则是什么挣钱干什么，两个基本点是先在专业特长内寻找高收入职位。即便自

让生命之树常青

己不能在医疗行业找到工作，也必须进入热门行业，如旅游、金融、房地产等。

不过，老张的想法显然过于单纯。在人才市场上，他并没有找到合适的工作，很少有单位愿意找一个中年新人。因此，他不得不调整计划，决定从基层做起。在北京的第一份工作，就是某楼盘销售员。可能因为市场很好，虽然以前没有什么经验，但他在一个月的时间里就为公司卖出了三套房子，也为自己赚到了第一桶金。

有了一个成功的开始，老张欣喜若狂，认定自己很快就能成为人上人。为了进一步提升业绩，他利用违规手段销售出了两套住房。按理说，公司有明确规定：售楼员不能擅自接待业主，更不能冒名代签购房合同。但老张为了自己的业绩，刻意忽略了这些规则要求。

很快，这件事被公司领导知道了。在总结会上，售楼部经理非常生气，将其狠狠批评了一顿，还将他作为负面典型，在整个公司点名通报。结果，老张非常生气，他很是不明白："为什么，我辛辛苦苦为公司赚钱，却还是被他们批评？虽然我也得到了好处，但盈利大头，还是公司拿的啊！"

老张越想越郁闷，因此当领导让他写一份检查时，他立刻控制不住怒火了，对着经理大声咆哮道："我也看出来了，你们这么对我，是欺负人！少来这一套，我不干了！"

部门经理赶忙说："老张，你不要误会！惩罚你，是为了让你明白制度的重要性！您也是一名前辈了，如果不作出惩戒，那么下面的人怎么看？这不是打压你！"

"别说了，此处不留爷，自有留爷处！"耿直的老张，最终还是选择了离职。不过在随后的几年，他陷入了人生的最谷底，差点灰溜溜地离开北京。

这位老张，正是何氏养生馆里的一位客户。最初遇到他时，我能感觉到强烈的自负：自己的不成功，都是别人造成的。可以想象，如果老张一直保持着这种心态，而不改变的话，他的人生之路还会崎岖不平，甚至还会摔跟头。

而当我将这个故事讲给那位同样火冒三丈的朋友时，他突然不说话了，等了很久才说："何老师，您的意思是，我们其实误会了别人扔过来的石头？其实错的，是我们自己？"

能意识到这一点，证明他开始逐渐走出过去的心境。其实，很多时候对别人的批评之所以不快，是因为面子，或害怕承认错误会影响到自己的名声，因而拒不接受别人的批评。更重要的一点，则是因为不懂"宽容"，哪怕别人扔过来的石头，能够成为自己的垫脚石。

"金无足赤，人无完人。"这句话我们都懂，可是很多时候事情发生在自己的身上，就显得非常不淡定。其实，自己怎么可能做到完美呢？任何人都会出差错，也势必会引起一些人的批评。不管批评是善意的，还是恶意的，一个人要想使自己在各方面有长足的进步，首先，必须要用谦虚谨慎的态度去对待批评，欢迎别人多给自己指出缺点和不足；其次，要学会把"批评"当作一种动力来督促自己。很多时候，"批评"就是一面镜子，可以让自己看到哪里出了问题，哪里还有不足。倘若连接受批评的勇气都没有，那么就

让生命之树常青

像穿上了皇帝的新装，心甘情愿地欺骗自己，忽视自身哪些显而易见的错误。

同样，在经营何氏养生馆的过程中，我也遭受了他人非常多的批评，甚至恶毒的攻击。就像某一年，也许是某个竞争对手作祟，发布了一系列攻击何氏养生馆的东西。当我看到员工提交的相关内容时，发现这一切都是完全捏造的。看着有些生气的员工，我却没有着急，反而说："不急，其实这不就是一个建议书吗？来，咱们看看，能不能从其中找到一些改善经营的方法！"

最终，何氏养生馆通过这些捏造的事实，受到启发又制定出了不少新的项目，受到客户的一致欢迎，这是很多年轻员工没有想到的。最让我欣慰的是有一个年轻员工小刘向我表示："这件事给我上了一课，以后再遇到相关的事情时，我也知道该怎么处理了！"

借助别人的攻击来完善自我，就是这么简单。而更让我惊讶的是，那位小刘将这套处理方法教给了自己的女友，同样也获得了不小的进步。

小刘的女友叫小玉，是一家出版社的文字编辑。在很多人眼里，小玉是非常完美的职业女性，聪明、漂亮、有上进心、做事力求完美。

不过，小玉也有一个很明显的缺点：接受不了批评，有时候还会顶撞领导。所以，很多时候领导不敢给小玉太大的职责，就怕她万一做错了被批评，在办公室里发小孩子脾气。

而就在何氏养生馆顺利解决恶意攻击之后，小刘将我们的故事讲给了女友。小刘说："其实批评没那么可怕，真的，你相信我！

我们养生馆的经验，你可以学学！"

不久后，出版社来了一位新总编。刚一上台，他就要求小玉写一篇关于某图书市场调查的报告。这份任务非常关键，所有同事们也都为小玉捏了一把汗。

因为时间紧张，所以小玉投入到了工作之中，夜以继日地赶稿子。终于，在截稿日前一天，她顺利地将稿子交给了领导。她以为，自己这次这么努力，一定会得到领导的表扬！然而事与愿违，老总看了她的稿件之后，批示稿件不过关，要重写，还要补充采访。不但如此，她还被狠狠地批评了一顿，理由是工作不细心，更缺乏责任心。甚至，他还扬言要开除小玉！

一下子，社里的同事们鸦雀无声。他们不知道，这个一向容不得批评的小姑娘，此时会做出怎样的回答！谁知，这次小玉并没有气急败坏，反而认真听完了总编的批评，一改以往的火爆脾气，只默默抽泣了几下。她的变化，让整个办公室的同事们惊呆了！

仅仅哭了5分钟，擦干眼泪的小玉又开始争分夺秒地完善稿件。几天后，她又交上了一份新的内容，并且一下子赢得了领导的赞同。这件事，给新总编留下了深刻的印象，并当众表扬了小玉一番。仅仅过了半年时间，小玉就被提升为部门主任，并且再也没有发生过和领导闹脾气的事情，这一点出乎其他同事的意料。

现在，小玉和小刘已经成婚。有时也会来养生馆坐坐，和我聊天，整个人透出更加成熟的自信。所以，接受别人的批评，才能从中不断认识自我，才能看到别人的长处和自己的不足。不可否认，也许有时我们收到的批评是错误的，但我们更不能因此而置气，而是应该愉悦接受。正所谓"有则改之，无则加勉"，别人提出了意见，不正是我们未来需要注意的细节点吗？这次没有犯错，却不代表每次都不犯错。如此看来，我们不应该谢谢那些批评我们的人吗？

3. 别人送给我的痛苦成为我的福报

"乾坤以有亲可久，君子以厚德载物。" 西晋文学家潘岳在《西征赋》中如此写道。

同样，在《菜根谭》中，也有这样一句经典警示名言："天地本宽，而鄙者自隘"。

这些警示之言，无一例外都在说明一个道理：学会宽容，是处世的需要。尤其是"别人带来的痛苦"，有时候更是我们自己的福报。

为什么要这样说？因为世间并无绝对的好坏，而且往往正邪善恶交错，所以我们立身处世有时也要有清浊并容的雅量。唯有心存宽容之心，才能够海纳百川，容纳世间所谓的对与错，从而避免烦恼。只有当烦恼远离我们的身边，我们的内心才能收获平静与快乐，即可用一念心扫清内心的障碍。所以，无数得道高僧都有这样一种观点："别人送给自己的痛苦，正是一种修行。能够泰然处之，恰恰证明你的修为已经到达了极高境界。"

对于那些曾经折磨过我们的人，唯有宽容对待，用一念心化解心中的疙瘩，才能赢得人生的掌声。倘若终日陷入于纠结、烦恼之中，不仅让自己感到备受折磨，甚至还会伤害到身边的人：你终日陷入唠叨、抱怨之中，会让亲人的心情也无比烦闷。久而久之，不仅自己病了，身边的人也都生病了。

什么才是真正的宽容？它不是一言不发、藏在心底生闷气的处事态度，而是一种博大的胸怀，能包容人世间的喜怒哀乐。宽容是一种至高的境界，它能使人跃上大方磊落的台阶。只有宽容，才能"愈合"不愉快的创伤；只有宽容，才能消除人为的紧张与痛苦。宽容一如阳光，亲切且明亮，温暖的宽容也确实让人难忘。就像我曾经读到的这个故事，就给了我很多启发：

远离城市的山区里，有一座不大的小庙，一位老法师是这里最德高望重的人，周边村子的人都很敬重他。不过，寺庙里的一些小和尚却很讨厌他，因为他总是管得太多，让自己非常不自在。几个师兄弟经常聚在一起，诉说老师父的烦人。

这天傍晚，老法师在寺院散步，当走到后院时他发现，墙角里摆放了一张椅子。不用问他也知道，一定是有人违反规越墙出去溜达去了。见到此，老法师没有生气，而是悄悄地移开了椅子，自己在墙根蹲了下来。

不知过了多久，墙那边一阵声响，一个小和尚翻上了墙头。黑暗中，他小心翼翼地顺着墙向下滑，直到平稳落地时，才发现刚才踩的不是椅子，而是自己的师傅。顿时，小和尚满头大汗，不敢喘粗气。他在心里说："坏了，终于被他抓到了！恐怕这一次，我该被赶出寺院了！"

然而，让小和尚想不到的是，老法师根本没有责备自己，反而用平静地与其说："夜深天凉了，快去多穿一件衣服吧！"说完，便转身回到禅房。从这以后，小和尚再也没有做出违反寺规的举动了。而这位老法师，也最终成为了一代高僧。

试想，如果这位法师不懂得宽容，一味认定这位小和尚给自己带来了麻烦，因此大发雷霆，甚至将其扫地出门，那么他能成为一代高僧吗？同样，小和尚也没有因为被师父发现而心生芥蒂，反而感激师父的举动，从此潜心修佛，不再被外界所影响。

两个人同样的态度，都让自己得到了福报，在佛法修为的路上更进一步。

所以说，用积极的一念心来宽容别人，无论对工作、身心健康都是十分有益的。能够以宽容之心面对周围的人，不仅可以有效防止与他人之间出现矛盾，还能够让自己的内心平静，不纠结于须臾的口舌之争。反之，哪些不懂宽容的人，每天想得就是别人如何对待自己、自己如何痛苦，陷入无尽烦恼之中不能自拔。

哲学家说，宽容是一个人的修养和善良的结晶；心理学家则说，宽容是家庭生活的一剂调味品，此言极是。

常言道："金无足赤，人无完人。"我们不可能要求所有人都像佛祖一样，总是对自己展现慈善的一面；更何况，绝大多数人送给你的痛苦，并非是有意而为之，有时甚至是为了帮助你。正因为在他的心中你是一名值得信赖的朋友，所以才愿意提出批评，鼓励你不断充实自我。所以，对于别人送来的痛苦，最聪明的做法就是宽容待之。倘若做不到这一点，那么我们的生活恐怕就只有火焰——烦恼之火、仇恨之火、报复之火。这样的人，不仅感受不到幸福，反而还会因此染上一身病。说到这里，我与大家分享一个亲身经历：

有一年，我参加一名老朋友的40周年金婚纪念日。纪念活动上，很多朋友都咨询妻子幸福婚姻的秘诀。她说："既然大家都想知道，那我就告诉大家一个秘密。从结婚那一天起，我就准备列出丈夫的10条缺点，为了我们的婚姻能够幸福，我向自己承诺，每当他犯了这10条错误中的任何一条，我都会原谅他。"

这时候，有人问："那你列出的这10条错误是什么呢？"

她听了，笑了笑说："其实告诉大家，我根本没有什么具体的10条错误，那只是我的一种内心安慰法。这么多年来，谁可能不犯错误？我的丈夫也是一样。但是只要他做错了事，让我气得直跺脚的时候，我就会马上提醒自己：算他运气好吧，他犯的错误都是我可以原谅他的那10条错误中的一条！"

一下子，整个典礼会场想起了热烈的掌声。

我也在现场，同样为她的智慧而鼓掌！其实，很多年轻男女在恋爱中总是麻烦不断，归根结底就是因为不懂得宽容。任何事情都有它的模糊地带，婚姻也不例外，太较真只能使婚姻产生裂缝。倘若不想对婚姻放手，那么不妨试试"装傻"。

当然，这里所说的"装傻"并非忍气吞声，而是大度一点，将一些鸡毛蒜皮之事模糊处理，不让其发酵、放大，成为彼此之间的

让生命之树常青

痛苦之源。新一代的"80后""90后"们离婚率往往居高不下，如果都能有我朋友这样的大智慧，那么相信彼此之间的矛盾和摩擦就会少很多，甚至一些小事还会成为生活的调剂品，更能增加我们的幸福与快乐。

能够淡化别人带来的痛苦，不仅意味着宽容了对方，更意味着宽容了自己，不再患得患失。有了这份心态，那么当我们遇到困难之时，同样不会垂头丧气、一蹶不振，更不会陷入长久的痛苦中不能自拔，而是从中吸取教训，便可以重新扬起工作和生活的风帆。所以说，懂的宽容对方，就等于拥有了海一样的胸襟，无论面对怎样的事情，都可以泰然处之。

"塞翁失马，焉知非福"的故事每个人都很熟悉，所以，静静地想一想，痛苦与福报之间的关系吧。倘若纠结于儿子从马背上摔下这一小事，那么也许收获的就是儿子战死沙场。不被悲伤纠结，他与儿子反而尽享天伦之乐，远离战争的骚扰。

生活中，所有细节都需要宽容的心态对待。宽容，意味着身心健康，意味着家庭和睦、婚姻美满。因为宽容中包含理解、同情和谅解，夫妻之间如果没有宽容，再坚固的爱情地基也有动摇的时候。生活需要宽容，欢乐之花离不开宽容的灌溉。所以，无论是朋友、同事、领导还是自己的爱人，一旦当我们感受到他们给予的痛苦之时，一定要学会宽容待人。让我们随着时间的流逝抚平一切伤痕，调和一切苦楚，从而收获自己的福报。

4. 不要让折磨挡住你前进的视线

人的一生，不可避免地会遭遇失败或不幸。面对痛苦的折磨，做到完全若无其事，这显然是不现实的事情。但是，即便感到痛苦，倘若被苦难挡住前进的视线，那么就会落入无尽的心魔地狱之中，永远都不能摆脱痛苦的纠缠。

面对这样的人，有怎样的方法可以让他走出人生困境呢？尤其是遇到难以相处的人际关系时，该如何调整才能顺利走出困境？唯一的方法，就是淡化敌对情绪，甚至将对方的攻击、背叛当作前进的动力。

佳薇是何氏养生馆为数不多的年轻客户，只有二十出头。年纪轻轻的她，却出现了严重的心理问题，因此被家人送了过来。一聊我才知道，原来她的男友被自己闺蜜抢走，闺蜜甚至还和自己说："你长得那么丑，根本不配和他在一起！"

情侣的背叛、闺蜜的翻脸，让佳薇一下子被击垮了。她和我说，自己很痛苦，但是除了悲伤之外，自己还能做什么呢？

我看着她，说："佳薇，难道你就因为闺蜜的一句话被打败吗？你要是一直这样哭下去的话，你一定会死的。不错，这种感受的确让人痛苦，但是你坐在这里难过，他们却幸福地在一起，结果所有的痛苦，都让你一个人背着了。"

佳薇渐渐平静了下来。说："何老师，我努力控制自己的情绪，不再哭泣。可是，我该怎么改变呢？"

当我得知佳薇还没有工作时，于是和她的父母商量，让她在何氏养生馆实习一段时间，既可以帮助她解决内心的问题，也让她转移思想重心。就这样，佳薇留了下来。为了不让她陷入焦虑之中，我刻意让她做一些简单但又烦琐的事情，如前台接待、登记客户信息等，避免她陷入空虚之中。

一开始，在休息的片刻，佳薇有时候还是会面露失落。但随着时间的流逝，尤其是越来越多的客户向她伸出大拇指时，她的微笑也越来越多。终于有一天，她主动找到了我，说："何老师谢谢您，现在我能感觉到，自己已经完全没有问题了。"

我笑着说："那么，闺蜜对你的评价……"

佳薇挥了挥手，说："她说得没错，我长得是不好看。所以我就更要努力啊，在工作上做出成绩，弥补自身的不足。说到这，我还必须谢谢她呢！"

当佳薇摆脱了痛苦的折磨，不再将闺蜜的恶毒评价放在心上，甚至将其当作激励自我的推动剂，这个时候她就不再纠结、郁闷，又一次展现出了活泼开朗的天性。佳薇可以如此，那么你呢？

每个人都会在人生的长河之中遭遇不幸，都会与别人产生一定摩擦，但是如果我们的视线在这个敌人的身上"锁定"，那么就再没有前进的可能，生活中只剩下悲伤或仇恨。一旦出现仇恨心理，就意味着心绪大乱，意味着怒火攻心。就像一棵正在成长期的小树，却被施以氮磷钾过高的肥料一样，不仅不能让小树茁壮成长，甚至还会烧毁小树的根基。

那么，我们该如何调整心理状态，不让折磨挡住自己的视线呢？一开始，我们的确有悲伤的权利，但这个权利是有期限的，控制在一周之内即可。一周之后，我们就必须学会忘记敌人。外出旅行、忙碌工作，或是结交更多的新朋友，让生活充实起来，心中的芥蒂就会被逐渐冲淡。时间久了，我们就会发现，过去那些念念不忘的敌人，不过只是生命中的过客，打过交道之后，再无相见的可能。正如亚力西斯所说："不知道怎样抗拒悲伤的人，都会短命。"心情豁达，乐以忘忧，保持平和、轻松、愉快的精神状态，这样你才能身心愉悦、生活幸福。

5. 成功是最好的"报复"

古代高僧寒山问另一位高僧拾得："世间谤我，贱我，欺我，辱我，笑我，轻我，恶我，骗我，如何处治乎？"

拾得答曰："只是忍他，让他，由他，避他，耐他，敬他，不要理他，再待几年，你且看他。"

面对别人的鄙视，唐朝时期拾得大师给了我们最好的答案。不必纠结于他人的攻击，做好自己、取得成功，这就是最好的"报复"。尤其面带微笑之时，他人的鄙视自然土崩瓦解。

成功，不是为了赌气，而是让看轻自己的人明白：其实你的攻击对我无效，我依旧在努力奋斗的路上！正如我经营何氏养生馆这些年，从一开始很多人的不理解、挖苦、讽刺，乃至中期遭受部分竞争对手因眼红而恶意攻击。如果我终日陷入与这些人的纠缠之中，那么怎么可能有时间去经营好自己的事业？

而到了今天，我已经很少再听见攻击的声音。因为那些曾经看轻我的人已经意识到：我用实际行动回击了对方，这种力量远比单纯的口头辩解更有力量。

即便如此，我依旧面带微笑，自始至终对所有人的鄙视、攻击并不放在心上。

微笑，是世界上最美的表情之一。它非常纯洁，不带有任何世俗的污垢。与之相反的，则是嘲笑。嘲笑，是人性阴暗面的反应。经常嘲笑别人的人，心胸一定极其狭隘，不仅给别人带来残忍的伤害，终究有一天也会伤害到自己。而微笑的力量却充满了正能量，它能化解掉对方的伤害，藐视所有伤害。

所以，当你能够面带微笑地迎接各种鄙视，就意味着你已经走在了成功的路上。带着微笑面对其他人的攻击，如同藏锋于钝，可以说是最有效的利器。有这样一则寓言故事，说得就是这个道理：

一群青蛙在高塔下玩耍，突然有一只青蛙说道："咱们玩点新鲜的，一起爬到塔尖吧！"说完自己率先向上爬。

其他青蛙看到，也纷纷跟上。爬着爬着，一只聪明的青蛙说：

"我们何苦这么累，又干渴又劳累，费劲爬它有什么用！"大家一听，觉得很有道理，于是一只、两只地停下了脚步。

没过多久，所有青蛙都选择了休息，只剩下一只最小的青蛙还在缓慢地坚持着。大家一起哈哈大笑，觉得它很愚蠢，不过，小青蛙只是回头笑了笑，没说什么继续爬了下去。

没过多长时间，也许只是五分钟，小青蛙就爬到了塔顶。这时候，它大喊道："啊，原来高处的风景这么美，我才发现在很远处也有一片漂亮的水塘！"这时候，所有青蛙都不说话了，而是在内心暗暗佩服。

不妨设想一下：假如小青蛙没有选择微笑面对嘲讽，而是灰溜溜地趴下来，那么结果会是如何？高处的风景，注定与它无缘！但是，正是微微一笑，让它成为了最特立独行的那一只，冒着干渴和劳累继续往上爬。当登上高处之时，其他青蛙都明白了：自己已经彻底败了！

日常生活中，我们会经常遇到各种被攻击的时刻，尤其是对于白领一层。不善于逢迎往来，别人会笑你不识时务；不擅长交际辞令，别人会笑你愚讷呆笨；甚至较为正直，也会被有些人冠以"直肠子一个不懂变通"的帽子。更不用说自我牺牲、任劳任怨、埋头苦干的人，也许不少人都会说："你这种老思维，早已经被淘汰了！"

面对这些攻击，有的人感到面子上挂不住了，于是选择妥协，和这些人站在了一起。渐渐地，自己的棱角被磨去，激情退散，锐气全无，成为了所谓"聪明人"中的一员，最终彻底消沉，终老

让生命之树常青

一生。

然而，看看真正有大智慧的人是怎么做的吧：对于别人的嘲笑、攻击，自己可以泰然自若，用微笑来化解对方的嘲弄。当对方感到一拳打空时，他却早已进入埋头苦干的状态。因为他知道，与其耗费时间与对方争斗，倒不如把心中那片肥沃的土地耕耘得鲜花灿烂。当果子成熟的那一天，这才是自己最好的反击！

用成功回击别人的轻视，带着微笑迎接挑战，这不仅是中国传统文化的特质，在西方世界，也有不少人通过这样的方法，走上了人生之巅。也许，他们并不知道"一念心"这个词，却通过自己的实际行动给世人上了一课。

30多岁的安德鲁·戈登是一名普通的英国人，偶然的一个机会，他发现酒吧的桌角与地面部位会出现缝隙，导致桌子摇晃。多数酒吧，就是垫张纸解决，但他不一样，他觉得找到了人生方向。

戈登开始构思小装置解决问题，用了几年时间终于找到合理的方案。2005年，他拿着方案参加BBC电视台的创意节目，却得到了评委们一致的否定，甚至一位说"这是世界上最无聊、最可笑的发明。"

面对这些人的攻击，戈登没有愤然而起，反而笑了笑，礼貌地说："好的，我会考虑你们的评价，谢谢。"

离开节目的戈登，并没有心灰意冷，而是带着产品走进市场。结果，在没有任何广告宣传的情况下，有人将视频上传至网络，仅仅一个月就得到了上百万次点击，甚至英国考试协会也前来购买。凭借于此，戈登赚得盆满钵满。

正是因为面带微笑，所以戈登才能带着平和的心态去推广自己的产品。否则，他将陷入与他人无休无止的口水战之中，这对自己有什么帮助呢？

喜欢嘲笑别人的人，大都心无定力、朝三暮四，或者心怀叵测、妒贤嫉能。被这样的人嘲笑，我们又何必脸红心跳、垂头丧气？安然接受并笑脸相迎，不是更能显出大智的心态吗？就像我很喜欢的易中天先生，在初登《百家讲坛》之时，因为称曹操为"可爱的奸贼"，结果备受抨击；但是他并没有被影响，反而继续用诙谐的姿态来做节目。当他的知识素养愈发被人发现之时，众多三国迷也不得不承认易中天先生的观点，并由衷喜欢上这位特立独行的知识学者。

不明争，不暗斗，以笑化讽，以成功击退鄙视。唯有这样的心态，才能让自己走出一条宽阔的人生之路，让生命之树愈发茁壮。

让生命之树常青

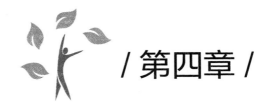

/ 第四章 /

自己就是自己的医生

　　"菩提本无树，明境亦非台，本来无一物，何处惹尘埃。"为什么我们在尘世中总是感到痛苦，感到孤立无助？很大程度上，是因为我们自己的内心沾染了太多灰尘，被消极的情绪遮蔽了双眼。想要重新收获健康，想要让生命之树常青、旺盛，那么就必须找到自己内心的痛苦根源，然后为自己疗伤排毒、调整心态。做自己的医生，方能解除内心的痛苦。

1. 别人帮不了你，只能自己拯救自己

"世情世态，阅历久，看应烂熟。心衰面改，老更奚求。谚云：求人不如求己。"

这是曹庭栋《老老恒言》卷二里的一句话。这句话的意思就是"求人不如求己"，即禅宗中"自力自度"的智慧，而这恰恰正是一念心所追求的。

熟悉我的朋友，都知道我非常喜欢佛法。佛法之中，有太多太多的精华，可以让我们找到自己的位置，找到人生的方向。正如《楞严经》卷一里有这样一段文字："自我从佛发心出家，恃佛威神，常自思惟，无劳我修，将谓如来惠我三昧。不知身心本不相代，失我本心，虽身出家，心不入道，譬如穷子舍父逃逝。今日乃知虽有多闻，若不修行，与不闻等，如人说食，终不能饱。"

这段话的意思就是："自从我追随佛的脚步出家，倚仗着佛的威力和神力，经常误以为不必修行，即可得到如来佛祖的'三昧'。但是我没曾想到的是，每个人的身体和心灵都不能互相代替。正是因为自己不懂得这一点，结果我失去了自己的妙明真心。虽然我已经出家修佛，但我的内心却还远远没有走入佛门。这就像

一个穷困的孩子离开自己的父亲，到他乡去打拼，毫无根基。直到今天我才明白，佛法听得再多，都不如自己潜心下来去修行，否则就不是真正的修佛。就像我们肚子很饥饿，但如果只是在嘴上不断说饮食，那永远不可能感受到饱。"

这段佛法，告诉了我们这样一个道理：唯有用自己的力量，才能帮助到自己。即便修佛也是如此，做不到自己去修行，听再多的佛法也难以获得真经。在这里，我与大家分享一个佛学故事：

有一位信佛之人突然在路上偶遇大雨，急忙在一个屋檐下躲雨。这时候，一名禅师撑着伞走了过去。

佛教徒急忙大喊："禅师，请慢走！佛法不是讲究普度众生吗？既然您有伞，不妨度我一程吧！"

禅师停下脚步，说："施主，您在屋檐下，已经无雨，为何还要我来度？"

佛教徒听罢，立刻走入雨中，说："那你看，我现在也被大雨所淋，现在你可以度我了吧？"

禅师一笑说："施主，您淋雨了，是因为没有带伞；而我可以继续行走，是因为带了伞。所以，不是我度你，而是伞度我。当你自己找到伞之时，那么自然就得到了度。"

这时候，佛教徒不免有些恼怒，喊道："何必如此绕圈子，不愿意度我可以直说！我看，佛法讲究的是'专度自己'，而不是什么'普度众生'！"说完，气急败坏地跺脚。

禅师听完没有生气，继续说道："施主，要想不淋雨，就必须自己带一把伞，用自己的力量度自己，这才是真正的佛法之理。今日之天气，早已看出会降大雨，而你出门却不带伞，分明就是希望能遇到有心人帮你一程。这种想法，不是佛法所提倡的，只想着依赖别人，自己却不肯努力，到头来势必什么也得不到。既然如此，又何必怪罪于佛法不度呢？"

佛教徒听完，立刻恍然大悟，对禅师无不佩服。

对于佛，我从心底里有着崇高的敬意，所以经常向得道大师请教，交流心得。然而，我却非常排斥这样的举动：稍遇到问题，立刻选择逃避人生，来到寺院中大肆捐赠香火钱。然后企图通过拜佛的方式，祈祷自己渡过难关。

读佛与敬佛，是为了给自己找到心灵的归宿，让自己可以在佛法中参透人生；但如果将佛法当作"避难所"，自己全然不去努力，这样的人不仅不可能走出困境，反而会越陷越深，走入魔道。更有一些人，一遇到困难，第一个反应还是求助于父母、朋友、同事……以为他们都是生命中的信赖和依靠。

殊不知，无论是佛，还是朋友，他们只是我们人生路上短短的桥。他们可以帮助我们找到通向光明的路，却不可能一直背着我们渡河。就像宋朝大学者苏东坡曾经这样问自己的好友佛印：

"你看，在这座神庙里有两座菩萨，观音也是菩萨，她数念珠干什么？"苏东坡说。

"她也学别人拜佛呀。"佛印说。

"拜哪一个菩萨呢？"苏东坡说。

"咦，拜观音菩萨呀。"佛印说。

"她是观音菩萨，为什么要拜自己呢？"苏东坡说。

"求人不如求己嘛。"佛印说。

佛印禅师的回答，乍听起来确实令人惊诧，但是仔细一想，禅师的回答确有其高明之处"求人不如求己"，只不过是启示苏东坡居士及后来学禅者，凡事还得靠自力，别人替代不得。所以，我经常说："凡事皆是自作自受，唯有自己才可以改变自己的命运。自己的行为，决定自己未来的一切。凡事还得靠自力，别人替代不得。"

"菩提只向心觅，何劳向外求玄。"遇到企业经营的各种问题，我必须坦然面对，去寻找解决之道，而不是退缩于一室之隅，企图依靠别人的帮助走出困境。打破内心的依赖，成为自己的医生，这样才能自己拯救自己。

对于事业如此，对于自己亦是如此。我见过不少客户，总是哀叹自己的环境太差，获得不到帮助，让自己陷入困境，却不曾看到：如李嘉诚这样的成功人士，人生起点更低。但是，只有通过自己的内心调整，它才能走出贫困，实现人生的理想。我们无法选择自己的出生，就只能靠着自己的努力去争取更好的生活，让自己更有尊严地活在这个世界上；我们没有那么多权贵的朋友，那么就只能依靠自己的双手，打拼出与众不同的人生之路。更何况，如果不能自己努力，那么即便贵人出现在身边，也不会多看我们一眼。

在我年轻之时，有一首流行歌曲无人不晓：野百合也有春天。人生亦是如此，再卑微的生命，也有在阳光下舒展的时候。但前提是自己愿意突破困境。更何况，自己的事情自己最清楚，就算最亲密的人，也不可能了解你全部的心思。一味渴望别人来帮助自己，有时不见得起到积极意义，反而让自己更陷入困境不能自拔。有了问题，自己先去寻找解决知道，在此基础上寻求他人帮忙，这样才能走出困境。自己的双腿，需要自己迈出！

所以，佛就在你的心中。成为自己的医生，愿意自我拯救，佛自然愿意伸出援助之手；否则，即便你喊得声音再大，佛也不会照耀出怜悯之光！

2. 一念心决定着你的长寿与否

老子曾说："五色令人目盲，五音令人耳聋，五味令人口爽，驰骋田猎令人心发狂，难得之货令人行妨。"

"无欲之说"是中国传统文化的精髓之一，更是一念心的明显体现之一。但现在很多人，对于"无欲"有着明显的认知错误。"无欲"并非绝对的无所欲望；正如他的无为，也不是绝对的"不为"。这里所说的无欲，是"见素抱朴，少私寡欲"，是要"去甚、去奢、去泰"，即不淫乐、不奢侈、不骄傲，摒弃过分的物质追求和物质享受。

那么，用一念心的理念，如何理解老子的"无欲"？有什么样的追求，决定有什么样的结果。正如我们孜孜不倦所追求的长寿。有什么样的养生心态，就决定了长寿与否。追求无止境的欲望，那么自己就将身陷肌体的痛苦之中，盲、聋、狂；相反，欲望有一个度，那么身体自然平衡，生命之树自然旺盛。

养生这个词，最早的起源要追溯至道教书籍《庄子·内篇》。从这段文字，就可以看出健康与一念心息息相关：

养生，又称摄生、道生、养性、卫生、保生、寿世等。

所谓生，就是生命、生存、生长的意思；所谓养，即保养、调养、补养的意思。

养生，就是一念心的一种体现：能否根据生命的发展规律，达到保养生命、健康精神、增进智慧、延长寿命这些目的的科学理论和方法。而养生的目的，是为了达到长寿；养生的核心，则在于修身养性。"无欲自然心似水"，"无求胜于三公上"，这是中国古代的朴素哲学，更是养生之道、长寿之道。知足而乐，适性而止，欲望不超出正常生活的需求，那么必然心如止；无烦恼事骚扰自己，健康的理念自然常驻心底。

在这里，我必须为养生追根溯源：所谓养生，并不像有些人想象得那样，只有老年人才会有心情种种花、养养鸟、谈谈养生。无论哪个年龄层，都有养生的需求。同时，也不需要花太多的时间刻意而为。养生，在于生活中的点滴，就像修身养性的内涵一样，清心寡欲，才是养生的实质所在。正所谓"一念之间定乾坤"，当你有了怎样的追求，就会选择怎样的生活，决定怎样的健康。在这一点上，我非常推崇台湾著名企业家王永庆的一套养生之道：

王永庆是台湾知名企业家，并且也是著名的高寿者，这在企业家群体里非常少见。毕竟，企业家终日忙碌、心力交瘁，多数都患有不少疾病，但王永庆先生为何却能够保持矍铄的精神状态？

有的人觉得，王永庆先生之所以身体健康，是因为有太多的保健品、高科技疗法等。毕竟对于这样的人来说，资金不是问题。但事实上，王永庆先生的生活完全没有想象的那么复杂。用他自己的话来说，身体健康的原因可以归为两个字：简单。

有记者曾经探访过王永庆先生，发现他的生活非常普通，和老百姓并无二异，同样也有鱼、肉，也有牛奶、蛋糕。但王永庆先生始终把持一个度，坚持少样、微量的原则。每顿饭，王永庆先生就是吃一个鱼头、半根香蕉。当然，如果邀请朋友，也会有大虾这样的美食，甚至还配有红酒，但王永庆先生始终保持细嚼慢咽，饭后还会加上几片菠萝，不会贪图一时的嘴瘾胡吃海塞。

即便到了80多岁，王永庆先生还会锻炼身体，并通过电视节目学习了"毛巾操"，每天都会做上几次。同时，无论企业是否有事情需要自己处理，他都会晚上九点睡觉，八点半之前一定谢客。王永庆先生说，长寿的关键就在于"头脑有没有健康"，如果内心想得太杂，势必就"贪"。人贪了，一切就都结束了。

尽管王永庆先生没有明确的宗教信仰，但是他却如最虔诚的教徒一般，清新寡淡的心态看待人生。归纳自己的健康之时，他说过："越深的法越单纯，越好的修行越平常。"

对于长寿，我也很赞同王永庆先生的观点。不过，有几个企业家能够做到这一点呢？不要说企业家，即便寻常百姓，也往往会陷入无休止的欲望追求之中。欲望就像越滚越大的雪球，蛊惑着人们拼命向前。即便实现了一个目标追求，新的欲望又随即产生，永无止境。结果，我们每个人终日活在追逐欲望的生活之中，像车轮一样飞转。

此时，我们早已将"快乐"二字抛在脑后，更无所谓什么"一念心"了。当心灵被欲望占据得太久之后，便有些麻木了。而一旦陷入追逐物质的情绪之中，焦虑、暴躁、烦恼、苦闷等纷至沓来，即便各种药材天天进补，却依旧不可能抵挡寿命的不断减退。

所以，有时候我会在何氏养生馆中，与客户们这样说："即便我们真的拥有了全世界，难道能摆脱一天只吃三餐、睡觉只睡一张床的客观规律吗？想想那些身体健康的人，也许他们只是挖水沟的工人，但每天很快乐，甚至比美国总统吃得更津津有味，睡得更安稳。"看看那些长寿之人，无一例外不是远离欲望诱惑的。

在何氏养生馆中，有一名被称为甘老的老先生，是很多人敬佩的画家。2012年，他度过了自己96岁的生日。当时，很多何氏养生馆的客户送上了自己的祝福，并且问甘老的长寿秘诀和养生之道。结果，甘老淡淡一笑，说："我没有什么养生秘诀，只是心态调适得好而已。硬要总结的话，就是孙思邈所说的'安神定志，无欲无求'。"

甘老的生活非常简单，每天看书、养花，即便需要招待友人，这些爱好都不会放。当得知甘老曾经在上世纪60年代遭受过不少不公平待遇时，有人问他是否生气，但甘老却总会笑呵呵地说："那么早的事情，谁还记得那么清楚啊！"

在甘老的生日会上，我曾写下"云清风淡"这四个书法字，一方面是对甘老的敬仰，另一方面也是想告诉其他人：只要不听任物欲横流，就守住了自己内心的一方净土，正所谓"欲而不贪"。达到这样的境界，那么所谓的病痛自然被锁在门外。养生，其实并不是很复杂的事情，关键就看自己的"一念心"，你想要什么，你得到的就是什么。只有寡欲，才能宽心；事事容得下，放得下，身心自然也就清澈了。思想得到净化，灵魂得到滋润，积极的一念心引导着自己走向健康，那么岂有不颐养天年之理？

3. 不要企图改变别人而获得自己的幸福

在何氏养生馆中，有不少客户是公司的管理者。这类客户，往往问题最多，且非常集中："为什么我当了领导，反而觉得更加烦恼了？那些下属，为什么就达不到我的要求，做到足够优秀呢？"

每每听到这样的疑问，我总会说："为什么总要企图改变别人，才能让自己满足呢？难道他们的做法，真的一无是处，只有你的才是最好的？"

听到这话，对方哑口无言。

我很理解这些领导层的客户：他们能力过硬，具有很高的责任感，甚至有一套自己的做事方法，因此很想看到别人也像自己一样工作。说到底，这是一种"占有欲"，企图让自己成为中心，一切都以自己为核心。尤其身居高位之后，这种情况会更加明显。

"如果你想赢得朋友，让你的朋友感到比你优越吧；如果你想收获敌人与痛苦，那么强迫朋友按照你的要求做出改变吧。"

这是卡耐基的一句话，同样也是企业管理中的"黄金法则"。真正的领导，不会刻意要求下属完全按照自己的方法去做，而是引导他找到合理的思路，然后通过自己的技巧解决问题。因为我们要明白：每个个体都是完全不同的，别人做出怎样的反应和举动，是我们无法控制的。正如我们所选择的方法，不一定是按照领导的培训养成的。与其执拗于他人的行为，不如放宽心态，尽可能理解他人的选择与方法，这样才能放过自己、放过他人，让工作更为高效。

这一点，在很多事情上都有所体现，尤其是体育赛事中。篮球是我比较喜欢看的运动之一，尤其乔丹更是我欣赏的球星。除了过人的球技之外，他的待人处事能力，更让人佩服。

乔丹与皮蓬，是当年公牛队的两大核心。不过在多数人看来，乔丹是球队的领袖，皮蓬更像是辅佐者。年轻气盛的皮蓬，当然不愿被一直压在身下，有时候他会觉得：乔丹一定会强迫自己做出改变，按照他的思路去打球。因此，初到公牛队的他，经常故意流露出对乔丹不屑一顾的表情，还经常有意无意地在言语上有所挑衅。

有一次训练时，乔丹特意找到皮蓬，问他："你说咱俩的三分球谁投得好？"

皮蓬心存怨气地回答："你明知故问，当然是你。"的确，那时乔丹的三分球成功率是28％，而皮蓬是26％。

没想到的是，乔丹微笑着打断他说："不，是你！你投三分球的动作规范、自然，很有天赋，以后一定会投得更好，而我投三分球还有很多弱点。"

皮蓬听后，更加觉得羞愤难当，认为乔丹这是在有意羞辱自己。

还没等皮彭的不满情绪爆发，乔丹紧接着就对皮蓬又说道："你看，我投篮多用右手，而你左右手都行。所以，比赛中你就尽管按着自己的想法打吧，如果有出手的机会，请大胆出手！"

这一细节连皮蓬自己都没有注意到！他深深被乔丹所感动。从那以后，皮蓬甘愿成为乔丹的左膀右臂，为团队而努力。在乔丹的带领下，公牛队创造了NBA历史上最为瞩目的公牛王朝。

乔丹之所以能够成为"篮球之神"，不仅仅只是技术过人，更在于他能够让队友感到非常舒服，可以随心所欲地打球，而不是被限制。所以，乔丹创造出了一个有一个神话，而在他的身边，也围绕着诸如皮蓬、罗德曼这样的性格球员。这些球员个性张扬，几乎都是很难驯服的人，但无一例外无不对乔丹伸出大拇指。

真正能够获得内心愉悦的人，尤其是身居高位的人，必然懂得尊重他人：不会强加自己的意志强加给别人，而是尽可能尊重每个人的选择与方法。只要所有人的目标一致，那么与自己的方法有一定区别又有何妨？正如三国时期的蜀国，五虎上将每个人都有截然不同的处事方式，倘若刘备要求所有人必须与自己一样，那么如关羽、张飞这样的大将，势必会被埋没，蜀国的建立也无从谈起。

我认识的不少企业家，相当一部分管理者总是习惯把"我"作为句子的主语，总是希望员工能够做得更多、更好，能像自己一样

让生命之树常青

处理各种事情。的确，企业家作为一个公司的总舵手，当然希望每个人都能更好地完成工作；但是，如果以挑剔、批评、被动的眼光去合作，就很容易导致抱怨、效率低下。这就像人际关系中的反作用力，采用不友好的方式对待别人，那么反过来也会遭到对方的抵制和不友善的示意。

得不到善意的对待，那么等待自己的，就只能是无尽烦恼。何氏养生馆也是一样，有一年，就发生过这样的事情：

养生馆的主管找到我，说："何总，我没法干了。新招来的这批员工，根本不按我的要求去做！"

我问道："为什么？难道他们不愿完成工作吗？"

"不，当然不是。只是我觉得他们的方法，根本不对……"

我打断了他，说："那么，他们的方法是有错吗？造成了损失？"

"没有……不过何总，咱们过去一直都是用另一种方法做的……"

我说："这批新员工，都是大学刚刚毕业，也许他们的方法更科学，更合理呢？你也说了，他们并没有影响任何工作。所以，为何不鼓励他们去尝试，反而自己生闷气？也许通过这些年轻人，我们还能改进工作流程，更加提升效率和服务。"

果不其然，当主管接受了我的意见，让年轻人用自己的方法完成工作之时，整个团队的效率大大提升，各种有效的方案不断涌现。而那段时间，正是何氏养生馆飞速发展的阶段。最终，主管也向我表达了歉意。

无论面对下属，还是友人，刻意要改变别人而让自己获得幸福，这样的做事方式迟早会让自己的心态出现扭曲。人际关系说白了就是一种合作，在和谐融洽的氛围中进行，比制定复杂的规章制度来硬性要求更有效。所以，当看到下属的方法与自己相悖之时，第一反应应该是：理解你的员工。世界上没有完全一样的叶子，同样，也没有完全一样的人。在管理团队之前，先想一想每个人都有怎样的特点，如何让他们扬长避短，发挥自己的特色，而不是成为自己的"智能机器人"。当对方感受到了快乐，将工作做得足够优秀，那么此时的你，自然也能收获内心的幸福，而不是纠结于对方是否"听命"于自己。

4. 在最冲动的时候让自己突然静下来

人，有很多负面情绪，悲伤、沮丧、暴躁、忧郁等。而最影响身心健康，同时还可能造成人际关系破裂的负面情绪，显然就是"冲动"。

冲动，是一个心理名词。由冲动所引发的行为，可谓五花八门：与他人发生强烈摩擦、脾气败坏地乱打乱砸、选择不理智行为伤害自己、急火攻心诱发心肌梗死……无一例外，这些行为都属于负面范畴。倘若无法控制自己的情绪，让冲动占领心智，很容易造成无法挽回的悲剧。

我曾经接待过一个年轻人，但他出现在我面前之时，坐着轮椅满脸忧愁。一问才知，原来正是因为冲动，让他陷入了一场悲剧。

这个年轻人名叫小张，是一个业务员，平常工作很忙。有一天，在谈一个客户时，因为对方的敷衍，他突然怒不可遏，站起来说："不想谈就别谈了，老子还不伺候了！"说完摔门而出。

几分钟后，老板直接拨通了电话，批评他年轻气盛，得罪了大客户。小张本身就一肚子不高兴，听到老板批评自己，大喊道："我不干了，这下你满意了吧！"

怒气冲冲的小张，在街头茫无目的地瞎转。这时候，一个骑自行车的少年从他身边经过，车把不小心挂住了他的袖子。小张一个踉跄，险些没摔倒。当他看到少年丝毫没有停车道歉的意思，勃然大怒在路上飞奔起来，希望抓到那个小伙子。

小张的这个举动，被很多人看到，有人劝他："小伙子，算了！没受伤就别追了，路上车这么多！"

谁知，小张丝毫不领情，反而大骂道："关你们什么事！都给我让开！"

看到小张这个样子，好心人无奈地摇了摇头。

小张依旧在追逐那个自行车少年，然而就在一个路口，左侧突然冲出一辆汽车，将他撞倒在地。顿时，小张倒在了血泊之中。尽管最后保住了生命，但他却不幸被截肢，从此只能在轮椅上度日。

小张和我说，他从小就很容易发脾气，因此很多事情都非常不顺。这个工作，已经是他的第六份工作，没想到因为控制不住脾气，让自己遭受了如此大难。说着说着，他的眼泪就掉了下来。

我也很替这位年轻人难过，但更多的是遗憾。小张这样的经历，当然是极端事件。但是因为冲动而导致的恶果，很多人都经历过。因为冲动，和老板起了冲突，不得不卷铺盖走人；因为冲动，和他人起了摩擦，不得不接受法律的制裁；因为冲动，将心爱的水杯砸得粉碎，第二天一直陷入后悔的情绪；因为冲动，自己突然血压升高，不得不急忙拨打急救电话……这样的故事，我们的听得还少吗？

"蛟龙未遇，潜身于鱼虾之间；君子失时，拱手于小人之下。"每个人都会遇到各种不顺心之事，然而大智慧之人，懂得隐藏自己的情绪，不被冲动的情绪牵着鼻子走，在韬光养晦之中放低姿态、放平情绪。当心智处于平衡，我们才能理性分析问题，找到解决方案，慢慢等待时机改变战局。

与此同时，冲动与否，还决定了一个人的德行高低。德行高的人，平时比较守规矩、讲道德；反之，则不愿意守规矩，由着自己的性子乱来。易冲动之人，多数德行也较为底下。就像小张，遇到好心人的劝阻依旧意气用事，因此不会有人向他伸出援助之手。而通过交谈我也得知，他在单位中的人际关系很差，几乎没有朋友，因为多数人都觉得小张是一个毫无修养之人，只会发脾气、说大话，根本不是一个成年人。所以，在单位中他总是被孤立的那一个。

冲动是一种心理疾病，它不像感冒、发烧，仅需一剂药即可康复；想要改变冲动的毛病，唯有自己做自己的医生，才能对症下药。尤其是几乎所有易冲动之人，总是在事后后悔莫及，这就更要求我们必须立刻行动起来，彻底改变爱冲动的毛病。

何氏养生馆中，有客户这样和我说："何老师，道理我都懂，可是我做不到怎么办？越是压抑，我的心里就越是烦躁，感觉自己更容易冲动了……您是如何做到控制情绪的？"

当我遇到紧急事件，突然涌现冲动之时，怎样压制内心的狂躁？方法很简单：闭上眼睛，从一到十，默念十个数字，速度越慢越好。在"默念1、2、3"的过程中，我会尽可能放空自己的思维，前三个数字，脑海里没有杂念；紧接着三个数字，会开始告诉自己："安静下来，不要急躁"；后三个数字，我已经平复了情绪，开始思考如何解决问题；当第十个数字念出之时，我已经可以面带微笑睁开双眼，将之前的负面情绪抛之脑后。

这种方法，其实正是一念心的一种正面体现：给自己留下空间，一念心就会发挥效应，让内心平静下来。倘若不能给自己短暂的平复期，由着性子乱来，势必会导致心绪大乱，做出让人遗憾的举动。即便没有爆发强烈的行为暴力，内心也会因为冲动而产生强烈的波动，严重影响心肝脾胃的正常功能。就像何氏养生馆曾经有一位客户，每当冲动过后就会产生强烈的肌肉痉挛，有时还伴随着呕吐，这正是冲动导致的身体不良反应。

所以，无论默念数字，还是佛经，亦或名人的经典语录，我们必须找到一个让自己冷静下来的方法，保证自己不与他人起冲突的同时，也让保护自己的身心健康不受侵害。

5. 不要将明天的困难搬到今天

"怀着忧愁上床，就是背负着包袱睡觉。"

在西方，有这样一句谚语。简而言之，就是"不要将明天的困难搬到今天"。生活中，我们经常遇到这样的人：本来今天的工作还没有完全结束，却"高瞻远瞩"般地想着明天、后天的工作该如何做？想着想着，感到自己的压力越来越大，整个人陷入了崩溃的情绪之中。

中国有一句俗话："明日复明日，明日何其多？"提前将工作完成、解决有可能出现的困难，这当然是一种积极向上的心态。但解决明天的前提是：活在当下，将今天的事情先做好。当下的自己，依然有很多问题尚且需要面对，此时再将明天的困难搬到今天，岂不是更让自己陷入孤立无助的境地之中？

无可否认，将明天的困难搬到今天的人，多数属于责任心较强，性格较为成熟的人，尤其是女性。女性多有心思细腻、抗压能力较强的特点，同时较为隐忍，因此很容易幻想未来，尤其是难度较大的细节。倘若有解决之道，那么就会取得让人刮目相看的成绩；但如果这份挑战超出了自己的能力，并且挑战数量较多时，很容易出现崩溃的情绪。这一点，在很多企业的中层女性领导上最为多见。就像我曾经遇到过的这位大姐：

王姐是一家企业的财务，已经拥有30年的工作经验。20世纪60年代出生的她，工作兢兢业业，一直受到领导的好评，是公司财务部门的骨干精英。然而随着自己的地位越来越高，王姐却表现出了越来越多的惊恐和手足无措。

王姐同我说："何老师，您也知道，我们这代人，对于电脑的操作不是很熟悉。可是我听说，公司马上就要上线全新系统，未来的财务工作，都要依靠计算机完成，这对我来说，无异于小孩儿学英语那么难！你说，我是不是就该下岗了？"

我问道："王姐，那么公司这则新规是否已经正式下达？"

王姐说："不是，是同事们之间说的，公司还没有这方面的正式文件。"

听到这里，我笑着说："王姐，如果你站在我的角度上，会忧虑有一天满大街都是养生馆，自己无生意可做吗？"

王姐说："这当然不会。即便养生馆很多，但是凭借您的能力，依旧不会怕这些竞争。"

我说："是的，王姐既然如此，你为何要担心还不知道哪一天才会到来的问题呢？计算机尽管会提升工作效率，但它始终是要人完成的工作，经验同样不可或缺。所以，只要做好你当前的工作，如果时间可能不妨去学习一些计算机知识，那么即便真的那一天到来，您同样可以轻松应对！"

经过这样的一番沟通，王姐终于不再忧心忡忡，开始学着做好今天的工作，而不是终日陷入对未来的恐惧之中。

我之所以向王姐提出问题，就是期望用积极的一念心给予其暗示：不要总是担心未来的困难，尤其是自己幻想中的困难。恐惧是可怕的一种情绪，不仅会让自己顿时产生胆怯、忧虑的心态，还会使整个人产生紧张的情绪。久而久之，心肝脾胃肾同样也会遭到损伤，严重影响身体的机能。

就像这位王姐，在忧虑明天的同时，也有一定失眠、胃口差等问题。但通过一念心的正面心理调整，同时配合一定中药的调理，她渐渐走出了困境，不仅工作顺风顺水，身体也日趋健康。

所以，我们在适当忧虑明天，未雨绸缪为未来做好准备，当好自己的人生规划师的同时，也应当做好自己的医生，调剂好当下与未来的关系，不让明天的困难将自己彻底击溃。

这样的故事还有很多，正如我曾读过的美国作家布莱克伍德的一文，也从中得到了这方面的感悟：

四十多岁的布莱克伍德经营一家商业学校，但因为战争的到来，面临严重的财务危机。同时，儿子也身在战场，房子也即将被政府征用，因此心里很是郁闷。他将这些写在纸条上，但又没有任何的解决方法，索性将纸条塞进抽屉。

很快几个月过去，布莱克伍德已经忘了这些事情。一次无意之中，他发现了这个纸条，这才意识到自己的可笑：战争很快结束，学校早已招满学生；政府的征地赔偿款较高，完全没有担心的无偿征用。最后，布莱克伍德得出了一个结论："其实，99%的预期烦恼是不会发生的，为了不会发生的事饱受煎熬，真是人生的一大

让生命之树常青

悲哀！"

人生就是这样，在经历种种之后，其实发现很多"明天"的忧愁不过都是"虚幻"，根本没有发生。即便真的有困难，也会通过相应的手段进行解决。怀着忧愁度过每一天，设想自己可能遇到的麻烦，只会徒增烦恼。忧患意识没有错，但如果陷入其中不能自拔就得不偿失，毕竟中国有这样一句老话："车到山前必有路，船到桥头自然直。"

为了明天而烦恼或忧愁，只会将自己的内心捆绑，是对自己心力的耗费，这就如同自我设置的虚拟的精神陷阱。就像我经常会在何氏养生馆中与客户分享的一个禅宗故事：

有位小和尚每天的工作是清扫落叶。尤其到了秋天，秋风瑟瑟落叶纷纷，小和尚的工作量更大了，为此他头痛不已。后来，他想到了一个方法：用了一天时间，使劲地用力猛摇树，他想这样就可以将今天与明天的落叶一起清扫干净了。尽管很累，但依旧非常开心。

谁知第二天醒来，小和尚看到院子如往日一样又铺满了落叶。师父看着他，意味深长地说："傻孩子，不管你今天用多大的力气，明天的落叶还是照样会飘下来呀！与其想着明天、后天的痛苦，倒不如做好每一天，这才是修佛之人应有的心境！"

总是为了明天而烦恼，自然会让人生之路步履蹒跚，毫无快乐且乏味。这个道理很容易懂，但许多人就像故事里的小和尚一样，把太多的精力放在了对明天的忧愁之中，完全忘记了今天的生活。试想，即便每天都要打扫树叶，但终究不过个把小时，还有太多的时间我们需要去生活、去感悟人生、去体会快乐。今天有今天的事情，明天有明天的烦恼，很多事无法提前完成，过早地为将来担忧只会于事无补。

唯有用一念心，我们才能摆脱未来的困难所骚扰。告诉自己：每一天都是一座独木桥，只能承载今天的重量。倘若加上明天的重量，那么这座桥梁必然不堪重负，最终轰然倒塌。所以，无论明天有多少困惑等着自己，请不要顾虑太多，好好享受今天，活好当下，这才是人声的大智慧！

6. 接受不完美的自己

有人说：人是一种奇怪的动物，总是"吃着碗里的，看着锅里的"。这句话怎样理解？

其实，看看我们身边的人，就能立刻恍然大悟：总觉得自己浑身是缺点，觉得别人的生活才是好的。尤其是近些年来，整容等风潮越刮越烈，无不透出了这样一个信息：我们越来越不自信。看看城市街头一个个硕大的美容院广告，就能明白现在有多少人，无法接受真实的自己。

为什么不能接受自己？这正是因为虚荣心的作祟。因为虚荣，我们很难产生满足的情绪，尤其对于自己更加挑三拣四：自己的面庞不如明星漂亮、自己的钱包不如朋友的奢侈、自己的人生不如别人的丰富……在这些人的眼里，自己仿佛没有优点，即便是脸上的一颗青春痘，也都成为了内心痛苦的源泉。

有着更高的追求，对自己不满足，这是上进心的体现；但是物极必反，如果因为不完美就产生无休无止的痛苦，这就显得过犹不及了。事实上，谁是完美的？难道那些光鲜亮丽的明星，就真的如一块儿美玉一般毫无瑕疵？如果这样说，那么张海迪一辈子都可能活在沮丧之中，霍金也许早就结束了自己的生命。

很可惜的是，越来越多的人认识不到这一点。近年来频见于报端的各类美容医疗事件，一条条鲜活的生命就此丧命，无一例外都是觉得自己"不完美"。结果，刻意追求完美，不仅没有获得人生的辉煌，反而让生命之树过早地凋零、衰败。

追求更好的生活，这是人之常情。但是，如果我们被虚荣心包围，单纯为了追求所谓的完美，忘记身边的快乐，忘记自己的长处，就让生活本末倒置。正如古希腊哲学家、科学家亚里士多德说："聪明人并不一味追求快乐，而是竭力避免不愉快。"就像中国著名笑星潘长江，其貌不扬、个子不高，但谁能否认他的艺术成就？但潘长江每次出现在银幕之中时，都会表现出自信、洒脱，而不是带着一张沮丧的脸面对观众。

每一个人都是属于自己的天使，那份独一无二的美丽，是无法复制的。即便我们的身体有残缺，但一样可以发出自己的光辉。何氏养生馆中，同样也有这样的故事：

有一年，何氏养生馆来了一名应聘者。这位黄姑娘与同龄人相比，看起来似乎没有一点优势：身体略微残疾，并且有严重的口吃。不过在初次面试时，她的自信给我留下了深刻的态度，因此我决定让她加入我们的团队。

上班的第一天，我主动把所有人叫在一起，欢迎黄姑娘的加入。一开始，有人看到黄姑娘的样子，不由发出了低声的笑声。我有些担心会给黄姑娘带来刺激。谁知，黄姑娘并没有表现出任何不适，而是主动在小黑板上写下了自己的五个优势：一、我好可爱！二、我的腿很长很美！三、爸爸妈妈这么爱我！四、我会画画！五、我会写稿！六、我有只可爱的猫！

一下子，我们的会议室安静了。这时候，黄姑娘面带微笑，有些结巴地说道："我只看我所拥有的，不看我所没有的。"

当时不仅是我，很多员工都饱含热泪，为她送上了最热烈的掌声。这个场景，时隔多年后我依然记忆清晰。

虽然如今黄姑娘已经离开了何氏养生馆，但她的自信同样影响到了我，让我意识到：敢于接受自己的不完美，那么你就能成就自己的人生。

"拥有越多，人生就更加完美。"对人生有着极高追求的我们，总是会这样鼓励自己。可是我们发现，无论如何追求完美，也总是会差一点，结果导致内心郁闷，与快乐无缘。其实，这已经不是正常的上进心，而是带有明显的畸形心理：渴望拥有的东西太多，追求太完美了。不知不觉，我们已经执迷于事物的完美，而忽视事物的本真。就像哪些死在手术台上的年轻女孩，一定会很后悔执迷于整容，却没曾意识到，自己最好的明天就此戛然而止！

有员工告诉我，如今的黄姑娘，在自己的家乡早已创建了一所培训学校，并且经营得有声有色。我相信，讲台上的她，一定是神采飞扬的，一定是非常受孩子欢迎。所以看看她，再看看我们自己，会有怎样的一种感悟？

"每一个人，都是最好的天使。"只有学会自我欣赏，才能感受到生活的美好，然后带着追求的心态继续前行。没有一个人会满足当下的生活，但是我们依然可以欣赏自己，完善自己，充实自己。即便没有任何人发现自己的美，但是我们依然可以自我欣赏，而不是活在别人的目光之中。

除了对外形感到不满，还有的人，则是对自己的现状感到不满。他们总说："我之所以不接受完美的自己，是因为我觉得自己还不优秀，还不能够和那些成功人士相比！所以，我对自己一定要严格！"其实他们没有看到，所谓的成功人士，同样不完美，不可能躲开日常琐事。对自己设定高标准没有错，但是一定要适合自己，这样才能循序渐进，让自己不断提升。

有一位高僧感到自己即将圆寂，于是决定选出一名徒弟作为自己的传人。他将两位徒弟叫到床前，说："你们去找一篇最完美的树叶吧。谁找到了，谁就是我的传人。"

两人听完，一起走出了房门。没过一天，大徒弟就回来了，递给师傅一片叶子。这片叶子虽然很漂亮，但总是感觉少了点什么。大徒弟却并没有多解释，只是回到佛堂前继续念经。

直到一个星期后，二徒弟才回到寺院。他一脸沮丧，对师父说："师父，我翻了三座大山，走了几百里路，但始终找不到完美的树叶，不是脉络不好看，就是已经有了残缺……哎。"

听完，高增哈哈大笑了起来。第二天，高僧将衣钵传给了大徒弟。二徒弟非常不服气，找到师父理论。师父说："世界上本来就没有绝对的完美，如果那么完美，哪还有喜怒哀乐，生态万千？看来，你师哥比你要更懂得人生。虽然你师哥的这片树叶并不完美，但是它已经是我看到最完美的树叶。我从大徒弟的身上，看到了自己所需要的东西。"

有几个人，可以如大徒弟一样，活得如此洒脱？没有接受自己的一念心，就没有成就自己的可能性。越是及早接受这一事实，就越能及早地拥有轻松的心态。正所谓在海边寻找最美的贝壳，何时是个头？而正是在这种盲目的追寻之中，我们丢失了内心的快乐，忘记了人生的初衷，变得敏感、脆弱，不敢听到任何批评，最终让自己陷入惶惶不可终日之中。

"是大自然塑造了我，然后它又把这个模子打碎了。"这是法国大思想家卢梭的一句经典名言。但是，太多人不肯接受这个现实，一定要用完美的标准将自己重塑，结果彻底失去了自我，让内心的平静被打乱。内心一片混乱，导致情绪失衡，最终通过疾病直接体现。所以，要想治好自己的病，就必须接受现实，在欣赏自我的同时追逐目标，这样才能活得轻松、活得健康，并不断保持向上的一念心！就像断臂维纳斯，虽然有缺陷，但是，它却是最让人惊叹的艺术品！

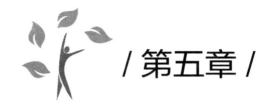

/第五章/

大医随手拈来就是药

　　人病了，总是渴望能找到灵丹妙药；可是，世间怎有万能药，不仅能治肌体，还能治心病？想要真正走出病痛的折磨，那么就必须从生活细节入手，正所谓"万物皆可入药"。也许一句话，也许别人伸出的援助之手，也许看到的一则正能量故事，都会让我们积德行善，心受启发，找到人生的全新方向。一花一世界，一草一天堂，药，尽在随手拈来之处！

1. 别人最需要的就是最好的药

"投之以木桃，报之以琼瑶。"出自于《诗经》的这句话，在中国流传了数千年，是一个人道德水准的重要标杆，更是一个人"福报"的具体表现。心存善良之人，不仅能够为别人雪中送炭，及时送上别人最需要的好药，还会在这个过程中净化自己的内心，做自己的心理医师。

道家有云："祸福无门，唯人自招。"一个人命运的好坏，与平常自心的善恶和积德结缘有关。愿意帮助别人的人，即便一时遇到窘境，也会在众人的搀扶下，重新走向辉煌；但如果心中毫无善意，甚至对他人落井下石，每天生活在斤斤计较之中，不仅看不得别人的好，更不能与他人建立良好的人际关系。久而久之，所有人都对他避之唯恐不及。

用更通俗的语言来说，"自私"二字即可概括这种人的人生态度。表面上看，从来不愿帮助别人，似乎让自己的生活少了点麻烦。但如果将人生的标尺放大，就会看到这种心态百害而无一利。何氏养生馆中，就有这样的客户，为此后悔不迭。

马大姐近六十岁，虽然叫马大姐，但是和电视剧《闲人马大姐》中的"马大姐"却截然不同。平日里，马大姐最怕麻烦，和邻居见面仅仅只是点头致意，通常不愿意多交流。她总是和丈夫、孩子们说："少管点闲事儿，有那时间不如在家里多看看书！"因此，他们一家在小区里人际关系一直不算好，街坊邻居每每有什么事情，也不会想到她。

有一次，小区里的一个老人在晚上被人撞倒住院，但凶手却逃之夭夭。为此，小区热心人发起爱心活动，鼓励大家帮助照顾这个孤寡老人。绝大多数的家庭，要么捐钱，要么经常去老人家看看，总之都做着力所能及的事情。虽然马大姐家与老人家只隔了两家，但马大姐对此事却无动于衷。这件事之后，有的邻居常在背后说："哎，这个马大姐啊，心真是比那冷血动物还要凉！"，甚至有人怀疑是不是马大姐的家人撞伤了老人，不好意思，所以才不见老人？

后来，马大姐家搬迁，因为儿女都在外地的缘故，她只好和丈夫两个人搬。两个年过半百的老人，有多少力气呢？可即便如此，小区里那些年轻人却几乎都不愿帮忙，因为他们知道，即便帮忙了说不定马大姐不仅不领情，还会说别人是为了"占便宜"才帮忙的。结果，老俩口用了两天时间才算忙活完。而刚搬完家，马大姐就立刻累倒了，被送到何氏养生馆调理了几个月才算好转。马大姐和我叹着气说："哎，我是真气愤小区的人怎么就不帮忙？不过，就我过去那样，谁愿意帮我啊……"

如马大姐这样的人，现实中不在少数。他们总是一切从自己的角度考虑，怕麻烦、不愿交流，结果真等到自己需要援助之时，却叫天天不应叫地地不灵。一旦感觉到人世间的冷漠时，他们自然就容易急火攻心顿时病倒。

其实，不是这个社会冷漠，而是他们自己冷漠。正如"投之以木桃，报之以琼瑶"，我送给你的是危急时刻最需要的"药"，而你反馈给我的，则是内心的充盈，这是身体的健康。这里的"你"，并非是具体的某个人，而是上苍的力量。中国讲究"善有善报"，一个内心充满爱的人，一个愿意积德行善之人，收获的必然是生命的筹码。

能够为别人雪中送炭，不仅会让自己的内心产生愉乐之情，健康常驻，甚至还会惠及自己的子孙。历史上，这样的故事比比皆是，如孔子、孟子、范仲淹、白居易等人，他们的子孙无论经历了多少个朝代的更迭，但依旧受到人们的尊敬。就像在2015年年底，我偶遇白居易第五十二代子孙，他告诉我正是因为祖上的原因，如今白居易的后人依旧在当地受到尊重，并且家风极好，琴棋书画得到了延续，家族中有不少人都从事书法、美术等方面的工作，并且在中国乃至日韩、东南亚地区都有非常高的知名度。

所以，如孔子、孟子这些先贤，一定没想到自己当初的大善之举，不仅让自己的心灵得到了净化，还给后人种下了一棵大树。这些人，都可以称之为"大医"，他们不仅治疗了别人的问题，更治疗了自己的内心，用崇高的境界来要求自我。所以，热心肠之人通常来说生命之树都比较旺盛，因为他们胸怀天下，不会用恶意来揣测别人，心胸自然宽广。即便真的发现被他人欺骗，也会一笑了之，而不是纠缠其中不能自拔。

让生命之树常青

有的人也许会想：帮助别人是好，可是自己天天那么忙，怎么可能专门抽出时间献爱心呢？胸怀天下，如孔子一般，那是大圣人才能做到的事情，平民老百姓想那些完全无用！

其实，为他人送上最需要的"药"，不在于做的事情有多轰动、多伟大，见义勇为当然是壮举，但倘若留心，生活中的每一个细节，都可以让我们送出手中的"药"。正如沙漠中递出的一杯水，就是最好的药。例如，随手捡起地上的垃圾，防止其他人摔倒，这就是一次"治疗"；再如工作中，看到其他部门某环节出了点小差错，不妨给他们一个善意的提醒，这同样能够避免对方误入歧途。送上别人最需要的"药"就是如此简单，倘若每个人都能对身边的人"投之以木桃"，那么整个社会的风气就会大为不同，每个人脸上都带着幸福的笑容。身在这样的世界之中，还有几个人会不健康，不长寿？

2. 良言一句暖三冬，恶语伤人六月寒

励志的话语，人人都爱听。看看我们的微信朋友圈、微博，各种李嘉诚、马云、乔布斯、星云大师的语录层出不穷。这些心灵鸡汤，唤醒了自己沉睡的心灵，帮助我们找到了解决问题的答案，因此我们会很感激这些经典语录，并将其视作精神"良药"。

不过，现实中的我们，在与周围的人交流之时，能否用一种和风细雨的语言，帮助他们找到新的方向？仔细想想看，是否我们曾经说出的某些话一下子伤害到了他人，结果让气氛非常尴尬；甚至，我们还因此丢失了朋友？

正所谓："良言一句三冬暖，恶语伤人六月寒。"也许我们与对方交流之时，抱着的是帮助他人的心，但是这就像医生一样，如果一开始不能给患者留下一个好印象，不是以帮助患者的姿态去了解病情。反而恶语相加，那么即便你的医术再高明，又有谁愿意服用你开出的药呢？

大医随手拈来即是药，但这份药如何交给患者，这很考验医师的整体素质。不要觉得，有了积德行善的心，就一定能做"好"事。正所谓"帮忙，越帮越忙"的事情并不少见。如果不注意自己的表达方式，那么原本建议会变成争执，结果到头来我们不仅没有医了别人，反而让自己因情绪失控而身患重病，这不免就有些得不偿失了。

何氏养生馆的初期，就曾经就出过一件这样的小事：

1994年，一位新来的服务员在和老客户交流时，也许是为了调节气氛拉近距离，和客户开了个玩笑："老爷子，您要是还不听劝，我估计您这把岁数能不能看到明年的葡萄，还是难说的事儿呢！"结果一下子，客户脸色大变。最后，还是我亲自出马，在不断地道歉下，才得到了客户的谅解。

这件事让我意识到，与人交流必须注意言行。倘若过分随心所欲，不仅不能帮助客户，反而会让客户心生怨恨。因此从那之后，

让生命之树常青

何氏养生馆的新人培训，会格外注意对于语言技巧的训练，让每一位客户都能感受到工作人员的贴心。毕竟，我们身为从医工作者，倘若自己都把不好语言关，那么又谈何治病救人，谈何为他人开"药"呢？语言，也是一种药，倘若这剂药的味道刺鼻难闻，那么任何人都不愿喝下去。

"与人善言，暖于布帛，伤人之言，深于矛戟。"为什么我们喜欢听相声？因为相声演员正是语言大师，他们会用巧妙的语言与观众交流，和观众讲道理。在欢笑声中，我们得到了人生的知识。同样，那些修养高雅的人，也绝不是所谓"伶牙俐齿"的人，他们会用和风细雨的方式，让对方接受自己的观点。

为什么很多朋友来到何氏养生馆，非常想和我交流呢？不是因为我多么会聊天，而是因为我会分析对方的特征，然后找到最合适的语言技巧进行交谈。性格爽快之人，言语可以简短，多提及名人警句；性格内向之人，我则习惯用故事开头，让他们先进入到假想状态，这样就会更加交心地互动。但无论采取哪种模式，我都会格外注意谈吐，绝不会说出一些恶言恶语，让对方心生不快。很多时候，也正是凭借着这样的交流，客户不治而愈，这就是语言的魅力。

还有一种情况，则是朋友之间的交流。有的人和朋友聊天时，看到对方有一些小失误，因此不免口气有些生硬，甚至言语比较难听。说者无意听者有心，尽管我们并非恶意，但也很容易造成对方心存芥蒂。也许我们并没有意识到，反而还会这样想："对于朋友，我就应该有什么说什么，毕竟我很在乎他，这是为他好！说点难听的话也没有关系，反正自己是替朋友着想，我相信，他一定会明白我的苦心！"但是，这种耿直、率真的说话方式必须看准对象，不是所有人都能接受。甚至，不当的言论还有可能让朋友产生误会、心生怨恨。毕竟人人都要面子，他不喜欢别人痛斥自己，尤其是朋友，更不喜欢自己的朋友抨击自己。

如果连身边朋友都离自己而去，那么可想而知自己的境遇会如何凄凉。连一个说话的人都找不到，时间久了，内心就会产生强烈波澜，各种郁闷无处倾诉，最终导致身心出现大问题。要明白，忠言不一定要逆耳，顺耳才会收获奇效。

总而言之，我们始终要记得"良言一语暖三冬，恶语伤人六月寒"的道理，无论对于谁，都要尽可能和颜悦色地交谈，即便批评也应当注意口吻。我们给对方开出的"药"是甜的，那么对方回馈我们的，同样也是和风细雨，是弥足珍贵的友谊。这样一来，我们就成为了一个对人、对己都很有帮助的"大医师"！

3. 给别人力所能及的帮助你就是大医

人人为我，我为人人。倘若整个世界没有关怀、没有爱，那么周遭一切都将是荒凉的、悲伤的。当每一个人感受到的都是冷漠，那么人类社会的发展就无从谈起，生活如死水一般，毫无生气。

人类，始终是群居动物，只有互帮互助，我们才能抱团取暖、彼此前行。这正是人类与其他动物截然不同的一点。

人类之所以抱团就是因为我们每个人都有自己的短处和长处，抱团才可以互相弥补自己的不足，得到平衡的发展。所贡献自己的长处弥补对方短处的一方可谓"大医"。但是，历史能被称作"大医"的人少之又少。而且"大医"无一例外无不胸怀天下，在医治他人的同时，也医治自己的内心，所以他们是"大医"，被后世所敬仰。因此，在何氏养生馆中，我也经常会和客户们说："想要得到人生真正的意义，不仅在于爱自己，更在于爱别人。"

当我身在何氏养生馆之时，同样会以这样的标准来要求自己。何氏养生馆是一家企业，但更是一个大家庭，对于所有人来说，我是这个品牌的掌舵人，当我们的员工遇到任何问题之时，必须第一时间站出来，帮他们解决内心的困惑。只有这样，每个人才能形成强烈的凝聚力，让何氏养生馆透出人文关怀与温暖。

所以，何氏养生馆的发展顺风顺水，这一切，都离不开每个人的功劳。当每个人将这里当成了家，它怎么可能会轻易垮塌？

而当有了这样一批"家人"之时，我的心情自然也充满了说不出的甜蜜。心情好了，工作的动力更强、身体状态更好。所以无论何氏养生馆还是我自己，都透出如年轻人一般的勃勃生机。

当我们爱别人时，同时也在爱着自己。爱是一种快乐的付出，当把爱传给别人时，我们在精神上便获得了安慰。而当我们做出了一定付出，同样也会收获相应的回报，这种温暖，即为人世间的幸福。对于我自己，我也是这样要求，并且一直将世界著名慈善作者德蕾莎修女当作人生的榜样。

1910年8月26日，德蕾莎出生在奥斯曼帝国科索沃省的斯科普里。从小在慈善会成长的她，立志未来的工作就是帮助贫寒的人。所以就在19岁时，她进入修道院，学习系统的慈善课程，并前往印度，在教会附设的学校里教书将近二十年。

1946年，德蕾莎建立了"仁爱传教修女会"，在印度各地散播爱的种子。随后几年，她还在香港、台湾等地不断建立修女会，帮助孤儿、未婚妈妈、智障者、无家可归的流浪者和患病者走出困境。

后来，南斯拉夫爆发战争，德蕾莎亲自担任战争指挥官，并向上级询问女人和孩子如何对待。当得到"继续开火"的回答后，她只身进入战场阻止。这个消息已经传开，立刻成为国际性话题，战争双方不得不选择停火，让德蕾莎救出孩子。当时，联合国秘书长安南潸然泪下，说道："这件事，我也无法做到！"

1997年，德蕾莎修女在印度去世，她的祖国塞维利亚希望能在国内将其厚葬，为此印度总理亲自打电话沟通，最终让德蕾莎修女长眠于印度。下葬那一天，她身披印度国旗，数万名印度民众悲伤不已集体下跪，这其中包括了印度总理。这样一位伟大的女性，从12岁开始，一直到87岁去世，一直为那些苦难的人而活着。

这位伟大的女性，如天使一般来到人间，收获到了无尽的爱戴，甚至连政治家都不可比拟。也正是这样的经历，让她学会了爱自己，而不是自暴自弃。为了帮助穷人，尽管她耗尽了一生的青春，但她却换来了永恒不变的爱。这种大爱的精神，是真正的"大医之人"都具有的。

"人人为我，我为人人。"这句话众所周知，无论哪个国家，都有这样的理念。然而，能做到前半句的人很多，可是真正能够做到后半句的就极少了。但正是因为做不到第二点，所以我们的生活总是充斥着太多的物欲，充斥着勾心斗角、尔虞我诈。在这样的环境之中，不要说长寿，恐怕保证肌体无患都是一种奢望！

"何老师，你根本不知道我过去的痛苦！每天，我就是想着如何赚钱，根本不考虑手下的人怎么样。无休止的加班，甚至除夕也要求他们工作。我原以为，这样做没错，我给他们很高的加班费，他们一定会感激我！可是有一次公司出现大问题，这时候不管说什么，那些骨干分子没有一个留下来，统统选择离职。他们还幸灾乐祸地说，像我这样的'资本家'，一切都是咎由自取！这时候，我才意识到，自己做得一切都错了……"

这是一位客户在与我交流时所说的话。只看到自己，完全不顾其他人的死活，结果到头来，烦恼、痛苦的只有自己。我们虽然是一个个体，但很多时候个体的轻重缓急是属于大家整体的。每一个人，在考虑自身的同时，还应当学会去关爱被人，送上自己最温暖的祝福，给予最贴心的帮助，从而收获内心的丰盛与快乐。

这就是为什么我说："给予他人帮助，对于自己同样是一种大医。"为别人送去温暖，自己也会感受到那种浓浓的情意，不仅收获一份感动，更收获一份内心的充实。在赋予爱之后所获得的一切，即使是无形的回馈，也足以让我们感到绵延不断的幸福。借用冰心老人的一句话："爱在左，同情在右；走在生命路的两旁，随时播种，随时开花，将这一径长途，点缀得花香迷漫；使穿枝拂叶的行人，踏着荆棘不觉得痛苦，有泪可落，也不是悲凉。"这才是人生的大义，才是获得内心平静、愉悦的一剂良药。

4. 世间的一切都是药，就看你是不是良医

中医有一句古话："万物皆可入药。"无论是路边不起眼的一朵小花，还是崇山峻岭中一颗千年人参，只要运用合理，就可以起到治病救人的作用。用世间的一切进行治病，这是中医几千年来一直遵循的基本原则。

即便到了现代，这个观点依旧不落伍。如果我们有一双善于发现的眼睛，那么自己就可以做自己的良医，让身心一直处于最佳状态。就像我在何氏养生馆中会经常与客户们说："无论用哪种手段进行调理，它都是一种辅助治疗的手段。真正的医生，就是你们自己。如果能够静下心来观察这个世界，那么你会发现，其实很多心理疾病都会迎刃而解！"

其实，我这里所说的观点，正是一念心的作用：当你愿意让自己走上健康之路，那么就会努力发现美好的一面，然后给自己带来积极的暗示，从而驱散内心的阴霾。也许，你对这个观点还有疑惑，那么不妨来看这样一个真实的案例：

2014年，何氏养生馆在夏天发起了一场夏令营活动，由我亲自带队。而夏令营的主要参与人员，都是何氏养生馆的客户，其中不少都有一定的心理问题。我们的夏令营，选择在河北一个气候凉爽的深山之中，既可以达到避暑的目的，又能在大自然中放松心情。

夏令营中，一个名叫夏姐的女士我格外关注。因为我们的年龄相仿，彼此爱好也很接近，因此走得自然就近了一些。从交流中得知，她因为家庭琐事和孩子的问题，长久以来一直处于抑郁之中，这次我决定借助夏令营，帮助她走出内心的困苦。

第一天，我们选择了爬山，当清晨的阳光从迷雾中射出时，所有人都欢呼雀跃起来；第二天，我们又不断在山中穿行，看到了一个又一个瀑布，让人无不惊叹；第三天，我们在农家餐馆中，吃到了最新鲜、最天然的食材，每个人无不竖起大拇指。而在这个过程中，我也不断和夏姐进行交流，努力让她的心理积极起来。

在山谷中，我掬起一捧山泉，说："夏姐，快来尝尝这纯天然的泉水吧，喝一口，真的让人觉得什么事情都忘了！"

在峰顶，我指着远处一点点跳出的太阳，说："夏姐快看，太阳这会儿正一点点出来呢！城市里怎么可能看见这样的风景！你看，它像不像我们的孩子，正在一点点长大？"

在我的影响下，原本心事重重的夏姐，终于开始放松心态，与所有人一起享受大自然。到了夏令营结束之时，她已经变得格外开朗，甚至还会引导我："何老师你看，这下雨天村里的孩子们多高兴啊，还在雨中追逐打闹！我看您也应该加入他们放松一下，别总想着工作啦！"

夏姐的这种改变，不可谓不彻底。那么，是什么让她的心态从消极转化为积极？毫无疑问，正是世间的一切事物。即便山谷里一颗光秃秃的石头，也能成为自我治疗的一剂良药。山谷中的石头仿佛毫无价值，孤零零地呆了不知多少年。但倘若远远地看着它，你会发现有小鸟会落于此歇脚，水流会经于此拐弯，野花会在它的庇护下生长，就连一些不知名的小虫子，也会在它的身下筑巢。所以，看似不起眼的石头都能在大自然中起到自己的作用，更何况我们自己呢？

世界一切皆为药，就是为了让我们形成积极的一念心，可以用欣赏的目光观察周围。也许你觉得自己充满了各种不幸，那么打开电视，一段振奋人心的演讲就能让我们鼓起勇气，积极面对生活；也许你觉得自己的事业不够顺利，那么走到大自然，连续观察野地里的一颗野草，就会发现它的环境更为艰苦，但它依旧顽强不息，最终绽放出鲜花；甚至，你可以走进一片工地，看看那些辛勤且疲劳的农民工兄弟。看看他们的生活状态，再看看他们的心态，这时你就会豁然开朗：原来过去的种种思维，是那样可笑！

所以说，只要你带着积极的一念心，那么就会发现，世界一切都是药，自己就可以做自己的良医。当然，在发现的同时，我们也必须行动起来，想到了就去做，而不是仅仅停留在"构思"的层面，否则会陷入新的焦虑。想得越多，顾虑越多，说的就是这个道理。当你有了这样一份一念心，那么又怎会担心自己总是处于抑郁、忧伤的精神状态之中？

5. 用你的正念传递你的"医德"

从2012年开始，有一个词火遍了大江南北，那就是"正能量"。所谓正能量，一种健康乐观、积极向上的动力和情感，是社会生活中积极向上的行为。一个人具有正能量，那么他就会表现出积极的人生态度，无论处于怎样的环境都会乐观面对；一个社会具有正能量，那么就会散发出充满热情的能量，感染到每一个人。

其实，"正能量"并非新词，在中国传统文化中，同样有一个相同性质的词汇——正念。正念最初源于佛教，是从坐禅、冥想、参悟等发展而来。有目的的、有意识的，关注、觉察当下的一切，然后带着积极的心态去行动、去改变。这已经不再只是简单的心灵励志，而是成为了一种系统的心理疗法，帮助人们扫清内心的困惑。

很多人都有这样一种错觉：当下总是不幸的，过去和未来才是美好的。因此，我们纠结于当下的每一个细节——一顿早饭不够可口，一次剪头不够完美，甚至脚崴了一下……结果我们总是处于心态失衡的状态，眼里只有烦恼。我们该何去何从，我们该如何选择呢？唯一的方法，就是正念暗示自己，让自己成为自己的医生，不再被负面情绪所困扰。

更重要的，则是通过正念，我们可以将自己的"医德"传递出去。一个积极的人，势必会成为圈子的焦点。因他努力、勤奋、乐观、主动的精气神，无形之中让他就形成了榜样，激发其他人，战胜心魔、挑战人生。

很多人都知道，胡维勤教授是我的恩师，他也经常到何氏养生馆坐诊。除了了解客户病情之外，胡维勤恩师还会将自己的"医德"，用正念传递给每一位客户。

有一次何氏养生馆举行了一场小聚会，胡维勤恩师也前来参加。不少客户都问："胡老师，您曾经给很多领导人做过保健工作，那么你和我们说说，到底怎样的保健方法才是最有效的？怎么能像您一样一直保持健康？"

胡维勤恩师笑了笑，说："你们总以为有什么保健秘诀，例如神丹妙药之类的东西，其实世界上哪有呢？你们觉得我很健康，那么你们说说，我身上最大的特点是什么？"

"乐观！"

"积极！"

"平静！"

……

大家络绎不绝地说了起来。胡维勤恩师说："你们说得都很对。仔细想一想，这些词，恐怕没有一个是负面情绪的吧？所以很简单，如果想要健康长寿，那么你就必须学会积极地面对生活，乐观一点，这样你不用吃什么药，就可以收获健康！"

这次聚会，取得了很好的效果，很多人从那以后，会学着胡维勤恩师的样子，努力让自己的心胸开阔，乐观面对生活。后来他们和我说，经过一段时间调整后，感觉自己整个身体状态好了很多，也不会像过去一样钻牛角尖，让自己痛苦不堪。

胡维勤恩师是"大医"，他不仅自己保持着乐观积极的心态，更用正念让自己的医德得以传播，感染了更多的人。其实，每一个人都能成为"大医"，就看你是否能用正念来暗示自己，用一念心的力量面对人生。

我见过不少生病的人，他们的病患并不严重，更多原因在于心理。而一问才知，他们身边的朋友圈同样多是病友。他们聚在一起时，就开始不断抱怨，唠叨疾病带来的困扰。在这种环境之中，有谁能够健康呢？近墨者黑，你终日听到的都是牢骚和抱怨，久而久之自己的内心也受到浸染，变得纠结、烦躁，从而导致肌体也产生了病变。

所以，要想让自己得到内心的健康愉悦，那么在将正能量注入内心的同时，还应该用正念将自己的"医德"传播出去，感染到更多的人。当我们身边所有人都以积极的心态面对世界时，那么我们自己必然也会更受影响，让每个人的生命之树常青，最终形成一片郁郁葱葱的森林！

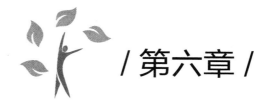

/第六章/

忏悔让自己的内心更纯净

世间为何多苦恼？佛曰：只因不识自我。生活在熙熙攘攘的现代社会中，我们受到了太多外界的影响：暴力、烦闷、苦恼、自私、得过且过……一系列"现代病"，早已让内心混沌于江湖之中，全然忘记了人生的初衷。此时，我们必须学会忏悔，用虔诚的心态扫除内心的暴力，让世界重新回归纯净。纯净如佛，自然百病莫侵，健康长寿。

1. 让忏悔终止你内心的暴力

人有喜怒哀乐，而最可怕的一种情绪，就是暴躁，即内心的暴力。一旦出现暴力思维，会造成怎样的结果？毫无疑问，发怒、暴跳如雷等一系列举动出现，完全丧失理智。从医学的角度上开看，暴力非常不利于健康，肾上腺素分泌旺盛，体内温度骤然提升，心肺脾处于激烈的高速运转之中，很容易导致病变的出现。我们经常可以看到这样的新闻：某个人因为某件事无比愤怒，突然心脏病发作送往医院急救，这就是内心暴力爆发的恶果。

一个人倘若总是陷于暴力情绪之中，不仅身心健康大大受损，同时自身弱点也被无限放大，很容易造成人际关系失和。想想看，有谁愿意和一个整天摔东西、砸柜子的人在一起呢？当身边的人逐渐离自己远去，自己成为孤家寡人之时，内心必然失衡，进一步导致情绪低落、抑郁。这些心理疾病反馈给身体，导致各种疾病频发，从此与"健康"二字无缘。

所以，要想得到健康，让生命之树常青，就必须终止内心的暴力，学会忏悔，让自己的内心更纯净。

我曾经遇到过这样一个客户，就是因为暴力毁掉一切的典型对象：

2002年，何氏养生馆迎来了一个特别的客户：这名客户不过40岁左右，但头发完全花白，看上去像个70岁的老人。佝偻着背，浑身没有一点生机。送他来的是他的母亲，他母亲同我说："何老师，我这个儿子出了大事。他从小就脾气不好，一旦遇到一点事儿就大发雷霆，摔东西、打人，毫不顾及后果。哎，就是因为他的脾气，好好的一个家彻底没了……"

原来，这名孙先生五年前因为一次小事儿，将妻子打得满头是血。而在此之前，辱骂妻子几乎天天发生。这件事让妻子彻底伤了心，于是通过妇女保护组织的帮助，最终选择了离婚。孙先生后来多次去找妻子，希望能够复合，结果遭到否定后怒不可遏，出手打伤了妻子，最后被判轻伤入狱一年。

出狱后的孙先生，得知前妻早已离开这座城市，内心的苦闷更加严重，动不动喝得烂醉，借着酒劲儿与他人大打出手。就连那些好朋友也感到害怕，纷纷远离了他。两年前，当基层法院得知他的种种举动，剥夺了他对儿子的监护权。他似乎一下子众叛亲离，除了老母亲，身边再没有任何一个人。痛苦之后，他选择了喝农药自杀。

虽然孙先生最后被救了过来，但整个人仿佛没了魂。看着这个宛如老人的中年人，我选择了心灵疗法，同时配合一定中药调剂，终于用了近一年半的时间，才让他走出困境。2007年，我们再次见面他很激动地说："何老师，我知道过去我的所作所为，全错了，我对不起妻子，对不起儿子，对不起老母亲……"

现在的孙先生，还是经常会来何氏养生馆，和很多病友聊天，用自己的例子来告诫他们走出内心的狂躁，摆脱暴力。孙先生定期还会前往陕西终南山修行，在师父的指导下学习调整身心，用道法调节情绪。而他的儿子也在前些年重新接纳了他，不时会陪着他一起到养生馆里修养身心。

孙先生能够走出内心的暴力，就在于他发现了内心的错误，学着开始忏悔；然而还有太多的人深陷其中不能自拔，最终走上毁灭之路，这样的新闻比比皆是。每每看到这样的新闻，我都胆战心惊。有时候我经常想："为什么那么多人会陷入暴力情绪，并且明知毫无益处，却一次又一次地伤害自己、伤害别人呢？"

而通过与客户的交流，我得到的最多答案就是："我没法接受这样的结果！为什么事情都不能按着我的设想进行呢？"

由此可见，那些内心充满暴力之人，多数都较为自私，而且抗压、受挫折能力非常差。所以，我也经常会和他们说，"即使暴躁地摔东西、指责上天的不公，那也是于事无补，伤痕并不能自动愈合。所以，何苦用暴力行为来发泄内心呢？"

自己丧失了快乐，让病痛侵袭身体；同时，与人交流的能力不断下降，更让自己孤立无助。我问过不少暴力情绪患者的朋友，他们几乎都会用到这样一个字：怕。怕他又一次摔东西、怕他再一次举起拳头、怕他做出疯狂举动伤害自己……久而久之，这种怕从恐惧转化为鄙夷，最终选择远离。

人的一生，需要经历太多太多事情，总是被暴力情绪所笼罩，极度渴望所有事都能一帆风顺，这显然是不可能的事情。愤怒，对于自己、对于任何人、对于任何事情，都无济于事。我也同样遇到过很多棘手的事情，甚至看起来毫无解决之法，但我唯一的选择就是冷静下来思考，用静观其变的方法来解决问题。当然，我也有生气、发火之时，但这样的次数极少，并且会在短时间内得以扭转，而不是深陷其中。每当自己想爆发，想发火的时候，在我内心都有一种声音提示我：冷静三秒。很多时候我们发火是一时冲动所导致，让自己冷静三秒，就是让自己别那么冲动。当不冲动之后，要深刻对自己的冲动行为进行忏悔，忏悔自己冲动对别人有可能造成的后果，忏悔让自己心中的"毒"得以排尽，如此反复训练，后来无论遇到多么着急的事情都会让你冷静下来，而不是头脑发热，立即要个正确与否。这样避免了对别人的伤害，也避免了对自己的伤害。

一个不懂得掌控情绪的人，同样无法掌控自己的人生。

不懂得如何终止自己内心暴力的人，不仅自己得不到快乐，甚至还会让自己变得冷漠、无情、残酷。

尤其身居高位的人，倘若不懂得忏悔，无法停止内心的暴力，往往会步历史上那些暴君的后尘，结局几乎没有善终。如果我也如这些暴君一般，终日对员工大发雷霆，那么何氏养生馆怎么可能走出创业初期，并成就现在的规模？何氏养生馆的发展路上，有很多员工都曾出现过差错，但是如果我不能以宽容的心态对待，那么他们今天就不可能快速成长，成为养生馆的中坚力量。

不少充满潜力的年轻人，都是因为暴力情绪的不可控，让自己从此陨落。我曾读过这样一个故事，很让人唏嘘不已：

路易斯·福克斯是台球史上著名的天才运动员，然而在世界台球争夺赛决赛上，因为一只苍蝇反复飞到白球之上，福克斯反复驱赶都没有用，最终恼羞成怒用球杆击打苍蝇，被裁判判罚犯规。结果，只需再胜一局就能夺冠的他，一直带着怒气打球，最终被对手翻盘。第二天，更让人吃惊的消息传来：路易斯·福克斯选择跳河自杀，告别了人生！

　　如果这个年轻人可以控制住内心的暴力，那么也许他会成为台球史上耀眼的明星。可惜，生活没有假如，因为暴力情绪，他的生命画上了句号。

　　从这个故事中，我们可以看到暴力情绪会对自己产生多大的影响。每个人都会生气，这很正常；但是如果不懂得控制，更不会在事后忏悔，进行觉醒、进行领悟，那么我们就会被"心理病毒"感染。所以，遇到让人愤怒之事，必须学会转移思维。例如游戏、读书、音乐、电影等，通过寻找快乐释放那份本不应存在的"怒火"。懂得忏悔内心、消除暴力之火的人，才能站在人生的顶端俯瞰世界，成就健康、成就人生。

2. 虔诚的心才能换得永久的安宁

"身是菩提树，心如明镜台，时时勤拂拭，勿使惹尘埃。"

这是禅宗神秀和尚所作的一偈。也许，很多人对六祖慧能的"菩提本无树，明镜亦非台。本来无一物，何处惹尘埃"更为熟悉，但这丝毫不能掩盖神秀和尚的伟大与智慧。六祖慧能的偈语有些不食人间烟火的纯粹，但神秀和尚所抒发的，却更能贴近我们世俗之人的内心。这句话我也写在了何氏养生馆之中，时刻提醒自己：用虔诚的态度，扫去内心的灰尘，让自己的内心得到安宁。

我们的心灵是一片净土，一尘不染，与世无争。不过，随着进入社会，当越来越多的声音传来之时，它不免被蒙上了一层灰，失去了原本的光泽。名利、金钱、物质……纷繁错杂的花花世界，让内心逐渐受了污染，心绪因此也不得安宁。于是，我们的心中就充满了矛盾、忧愁、烦恼，心灵上就会承受很大的压力，再也听不到来自心灵的呼唤。

为什么各种人际冲突总见于报端？为什么有人会因为一件小事就与他人大打出手？这一切，都与内心丢失了安宁有关。所以，想要重新焕发对生活的勇气，就必须反思这些不当的心理状态，避免世俗的混杂声所扰乱，用虔诚的心态找到自己的方向。也许，我们可以通过宗教的方式找到宁静；也许，我们可以通过一念心的反省，让自己不在迷失方向。

传说，有两个人偶然遇见了普贤菩萨，想要得到上好的酿酒之法。普贤菩萨见二人如此虔诚，便教授他们了酿酒之术。最后，普贤菩萨说："必须密封七七四十九天，直到凌晨鸡叫过三遍后方可启封。"

两个人按照普贤菩萨的教授，终于历尽千辛万苦找来了所需的材料，然后开始酿酒。时间飞快，一转眼到了第四十八天的晚上。第一个人非常兴奋，想到即将开瓮的美酒，他一夜无眠。慢慢地，传来了第一声鸡鸣；又过了很久很久，依稀响起了第二声。第三次鸡鸣，什么时候才能到呢？"这个人坐不住了。他想，就这片刻的时间，一定没问题！

想到这里，他掀开了陶瓮。然而，眼前的景象让其惊呆了：混浊、发黄，像醋一样酸，又像苦胆一般苦，还有一股难闻的怪味。这根本不是美酒！一下子，这个人发狂了，不断撕扯自己的头发，在墙角号啕大哭……

而另一个人，虽然也很向往美酒，但在这个夜晚依旧如往常一样，却每天依旧如平常一般，吃饭、睡觉、酿酒、拜佛……直到第三声鸡鸣响彻云霄，东方一轮红日冉冉升起，他从床上一跃而起，缓缓地先开盖子……啊，多么清澈甘甜、沁人心脾的琼浆玉液啊！

这个禅宗故事，是我经常拿出来念的。因为，它可以让我重新找回内心的平静，用虔诚的态度来对待人生。就像故事里的第一个

让生命之树常青

人，他总想着美酒能够很快酿成，却不曾想这种急功近利的心态，让自己的梦想彻底烟消云散。

人生在世，总会有各种各样的快乐，但也有数不尽的烦恼和忧伤。大智慧之人，会做到"不以物喜，不以己悲"，反之那些终日抱怨生活的人，却很容易被忧伤之事所刺激，变得抓狂、变得毫无理智，给内心、身体带来了极大的伤害。所以说，神秀和尚的"时时勤拂拭"，才更适合普罗大众：扫去落在心灵上的灰尘，把一些美好的东西保留下来，把世俗的杂音予以抛弃，这样才能找回内心的宁静，品尝发自肺腑的、沁人心脾的甘露。

即便身在快节奏的现代社会中，这份虔诚的态度，依旧是不可少的。何氏养生馆每天同样面对着诸多客户问题，如果不能守护内心最后一片净土，终日陷入于焦躁之中，那么我该如何做一名企业领导者，又该如何与客户进行交流？所以，每日我都会抽出一定时间，在香炉前静静打坐，对昨天做得不好的事情、得罪过的人进行忏悔，并且立誓不能再次犯错，让自己的内心是干净，然后在虔诚中放下焦虑与浮躁，唤回内心的平静与安宁，迎接新的一天。

"智者转心不转境，愚者转境不转心。"这句禅语，同样可以帮助我们忏悔内心，找到内心的平衡。聪明之人，通过"转心"转化心态，借助虔诚的心态改变对环境的看法。而愚蠢之人，则只知道"转境"，一门心思跟着境界跑，受外界的影响，产生恐惧、沮丧、悲观、绝望情绪，陷入极大的人生困境之中。这样的人，内心充满了躁动，势必会影响整个人体的机能，各种疾病不断，活得毫无快乐，终日与怨言、疾病相拥。

我曾遇到过这样一个年轻人，他一来到何氏养生馆，就和我说，自己遇到了非常多的麻烦。家庭、事业都不顺，每天都有各种痛苦困扰着自己。一下子，我想到了无智禅师的故事，于是决定效仿一番，帮助他走出困境。

　　看着年轻人，我伸出右手，握成拳头，说："你试试看。"

　　年轻人按着我的要求做了，这时候我说："你不妨再握得紧一点。"

　　年轻人将拳头攥得更紧了，从我的角度连手指都已彻底看不见。这时候我问他："你有什么感觉？"

　　年轻人有些迷茫，摇了摇头。我笑了笑，拿出一颗红枣和一片玻璃，说，"那你继续握紧。"

　　还没握几下，年轻人立刻说："何老师，很痛。"

　　我让年轻人展开手掌，这时看到他的手已经有些发红，而玻璃也扎到了红枣之中。我对他说："现在你可以将玻璃拔出来。"

　　看着已经被扎破的红枣，年轻人有些若有所思。我说："其实这红枣就像你的人生，而这玻璃，就是困扰你的各种情绪。不懂得适时取出来，那么你就会被这些伤害！"

　　年轻人听完，立刻对我大加感激。而经过了一段时间的调理，他也走出了曾经的困境，现在已经是某家上市公司的高管。

　　每一个人的生活都会有烦恼，倘若没有一颗虔诚的忏悔之心，势必会被日常的内心焦虑、恐惧所击溃，影响到生活，影响到健康。所以，唯有虔诚地找到内心的寄托，让自己学会平静，才能走出人生的困境。《维摩诘经》里有这样一句话："心净国土净。"

一旦拥有一颗纯净的内心，那么我们生活的环境就是净土世界。身在净土，肌体自然健康，生命之树自然茁壮！

3. 拥有信仰你就拥有精神支柱

熟悉我的朋友，都知道我很热爱中国传统文化，尤其对于儒释道，有着广泛的阅读与思考。在我的心里，有这样一种信仰：从宝贵的中华文化中，吸取大量有价值、有意义的内容来充实自我，不仅对于医德、技能，更对于做人、做事、企业管理上都带来启发。所以在我的枕边，始终不会少了各类国学经典读物。对于中国传统文化，我始终带着虔诚知心去学习、去感悟。

然而不可否认的是，很多人都没有找到真正的信仰。有的人甚至会这样狡辩：我的信仰，就是"金钱至上论"！很显然，这些人对信仰有着明显的认知错误。信仰会给人带来更宽广的胸襟，带来精神层面的纯洁，而不是单纯的物质追求。倘若陷入这种错误的信仰之中，就会产生难以想象的恶果。这种恶果，不仅会带来道德的沦丧，甚至还会影响一个人的心智发展和健康水准。这样的例子，我就曾亲身经历过：

有一年，某地发生一起连环盗窃事件，而作恶的犯罪分子，不过是几位十几岁的年轻人。负责办案的民警，恰巧是我的一个朋友，她邀请我和这些年轻人交流一番，找到他们短期内疯狂盗窃的真正原因是什么。于是，我和其中一名年轻人有了这样一番对话：

我："我看过资料，你的家庭条件不差，为什么却选择盗窃？"

年轻人："因为我们需要打游戏……但是家人给的钱有限，所以我们不得不进行盗窃。"

我："为什么你们会如此迷恋游戏？难道你们没有其他的爱好吗？"

年轻人："没有，我们就喜欢游戏，因为我们身边的人都这样。不玩游戏，就会被人看不起……"

我："那么你们不上学吗？"

年轻人："我们天天逃学，很少去学校的。爸妈平常都做生意，忙得很，根本顾不上我们……"

我："那你们父母不知道你们逃学打游戏这些事？"

年轻人："当然知道。但是他们根本没时间！我听过我爸和老师说，等我成年了直接进他的公司找个部门待着就OK了。"

我："那么，父母对你们的期许是什么？"

年轻人："就是健康、不惹事儿就行了。家里不差钱，用不着我多出力。可惜我让他们失望了……"

表面上看，这起案例的主要原因是父母教育的缺失，但背后折射出的，却是信仰的沦丧。并且，这份沦丧是双向的：孩子没有正确的信仰，只知道在游戏里浑浑噩噩；父母一味只知道赚钱，根本没有教育好下一代的信仰。倘若父母和孩子之间，有一个人能够建立正确的信仰，形成合理的价值观，那么就不会上演这样的悲剧。

这样的事情，在我们身边还少吗？正是因为没有信仰，所以我们的内心总是一团混乱：追求物质生活，沉迷纸醉金迷，完全没有正确的价值观。这样的人，即便一时获得了不少的财富，也很容易走了弯路，因为他没有信仰来规范自己的行为，没有信仰来约束自己的欲望，没有一刻纯净的心来面对纷繁复杂的世界。

"只要是人，都会有信仰，没有了信仰，'刍狗'动物而已。"

这是《禅院文集》中的一句话。无数现代、古代作品，都无一例外提醒人们：如果没有信仰，就意味着自己毫无底线，很容易做出违法乱纪之事。那种为了一己私欲就可以伤害别人的人，心中一定没有信仰。只有信仰，让我们拥有做人处事的底线。

当然，我们也必须找到正确的信仰进行忏悔，这样才能让内心恢复平静。信仰，有科学信仰和非科学信仰之分。非科学信仰是盲从和迷信，而科学信仰来自人们对实质和理想的正确认识。所以，我们在寻找内心的归宿时，必须加以区分和辨解，不要被错误的信仰所迷惑，走上一条歪路。有价值的信仰，必然充满人文气质，鼓励人积极向善，用道德约束自身行为，例如儒学、道学、佛学，它们会提倡忠君爱国，做个正直、有价值的人；反之，那些非科学信仰，却提倡自私、麻木、暴力等手段，尤其是一些故弄玄虚、刻意神秘化的所谓"宗教"，这显然是要不得的。我们必须擦亮双眼，才能找到真正适合自己的信仰，并形成自己的动力源。

有散文家写得好："信仰是一个人的精神支柱，犹如指路明灯，这盏灯一旦熄灭，那么，他的人生就会陷入黑暗之中。"那么，什么才是真正的信仰？也许是宗教，如佛教、道教；也许，它是一种道德规范，让我们在做事、做人之时有这准确的参考。有信仰的人，内心始终有着一套完整的道德观念，相信"头顶三尺有神明"，不敢胡作非为。所以说，信仰就是灵魂的"导航"，有了正确的信仰，我们就能在大路上不断前行；没有信仰，人生只能不断迷失，最终让自己悔恨万分。

人一旦有了信仰，浮躁的心灵就有了蕴藉，繁忙的工作就有了目标，人生的奋斗就有了意义。习近平总书记曾说过："没有理想信念，理想信念不坚定，精神上就会'缺钙'，就会得'软骨病'。"由此可见，信仰会对自己产生怎样的积极意义。

从这一刻开始，请尝试着洗涤自己的内心，努力找到真正属于自己的信仰吧。找到信仰，就有了内心的方向，有了道德的底线，知道自己能做什么、不能做什么、该去做什么。就像我一样，内心始终有这样一个信仰："通过自己的努力，给更多人带来健康，让中医走向世界，给更多的人带来温暖！"当你有了信仰的力量，那么内心必然是纯洁的，必然愿意规范自己的言行举止，从而进入一个全新境界！

4. 积德行善，予以健康回报

每一个中国人，都熟悉这四个字：因果报应。因果报应的理论出自于佛教，但经过几千年来与中国本土文化的不断融合，它已经成为了中国文化中重要的组成部分。而经过现代科学的洗礼，因果理论更加得到了论证，如我们不注意环境保护，总是滥砍乱伐，那么势必会造成水土流失，给良田带来不可想象的危害。因为有了破坏的因，所以有了水土流失的果。

每个人都会有自己的因果报应：一心向善的人，得到的总是善；为非作歹之人，最终的结果势必是受到法律制裁。就连我们的身体健康亦是如此。总是积德行善之人，身体状态比常人会好许多。

2016年初春，何氏养生馆迎来了一名老寿星——已经103岁的陈老先生。很多员工和客户都问陈老先生，为何精神看起来那么饱满，是否有什么长寿秘诀，陈老先生笑了笑，说："其实我年轻时，身体也不是很好。但是在30多岁的时候，我加入了当时的红十字会，几十年来就是不断行善积德，基本上每天都会努力帮助别人。你问我有什么长寿秘诀，我只能说生活状态和所有人一样，并没有什么特别的养生之道。如果一定要找出一个秘诀，那么就是不断帮助别人，因为帮助别人让我感到快乐。我快乐，疾病怎么会来找我呢？"

也许，有人会对这样的观点抱以怀疑："身体健康与否，怎么会与行善相关联？这不过只是特例罢了！"其实，这不仅是中国传统文化的精髓，更得到了现代科学的认证。英美有科学家联合发起研究，并得出"恶有恶报"的科学根据：经常犯罪之人，在少年时期身体通常会比较结实，但随着年龄增长，尤其步入中年之时，他们健康状态却大打折扣。因为，他们的"工作"总是伴随着高风险和不良生活习惯，人到中年身体技能呈现下滑趋势，各种隐形疾病不请自来。这个结果很好理解：犯人的不良生活习惯和波动强烈的心理状态，势必会影响到健康状况。

积德行善，是中华民族的传统美德，更是现代医学所大力提倡的。神经化学领域的科学家在研究中发现这样一种现象：如果一个人心存善念，并愿意主动积德行善之时，人体内就会分泌出令细胞健康的神经传导物质，让免疫细胞进入活跃的状态。相反，一旦歹念形成，那么神经系统就会产生不一样的变化，正向系统被抑制。这就意味着，身体的良性循环被破坏，很容易遭到病菌的侵袭。

人体，就是如此神奇。也许，每个人的潜意识里，都知道人是群居动物，唯有积德行善，主动愿意帮助别人，那么身体就会分泌出健康的神经元，这是人类共有的先天意志，不以任何主观形态而改变。所以无论儒释道还是其他西方宗教，那些真正能够源远流长、走过几年前风雨的宗教，无一例外，都将"积德行善"作为了

让生命之树常青

本门宗教的基础教义。

就在2015年，耶鲁大学联合加州大学，同样做出了一个有关积德行善的课题。工作人员用了9年时间，根据多达7000人的调查发现：那些乐于助人之人，其健康状态远比心胸狭隘之人、损人利己之人高出了许多。后者的死亡率，会比前者的死亡率高出两倍之多！因此，"行善能延长人的寿命"的结论，也正式被认定。

其实仔细想一想，这其中的道理非常明显：那些乐于积德行善之人，通常通情达理、心胸宽广。即便遇到问题，也会很快调整心态走出困境，在很多人的帮助下再现辉煌。这样的人，始终保持着乐观的心态，生活品质自然很高，很难被疾病困扰；相反，心胸狭隘、损人利己之人，终日都会被负面情绪所笼罩。不是嫉妒别人的优秀，就是想要搞些破坏，心胸、视野极其狭窄，情绪波动强烈。这样的人，怎么可能有一个健康的生活状态？

"善有善报，恶有恶报。"这句话几千年前来在民间流传广泛，而各类书籍中也有不少的实例和典故，如《集福消灾之道》《因话录》等。倘若有兴趣，不妨找来这些书细细阅读。结合现代西方科学研究和理论，我们可以看到，积德行善的理念，早已脱离了宗教领域，成为了整个人类的发展基础和生存规律，这不仅是宗教领域的心灵引导，更是整个人类群体发展的根本原则。中医有时会说一个人身上阴气较重，这是如何判断的？正是从这个人的一举一动和状态中看出的：黑眼圈、双眼无神、脸色蜡黄或苍白，表情恐惧、无端生气、愤怒、疑神疑鬼……这样的人，不可能是积德行善之人，所以他们健康状态自然令人堪忧。那么，如何让阳气重新注入体内、恢复健康呢？唯一的方法就是忏悔内心，修身养性！

"正气存内，邪不可干。"两千多年前的《黄帝内经》，就点出了这个道理。人体的正气充足了，就具有抵抗力，外邪以及病毒就不能够侵犯人体了。所以，从这一刻开始，无论过去的我们有怎样的生活状态，请忏悔自己的内心吧，让自己的心胸广阔起来，学会积德行善，这样健康才能给予我们充分的回报。健康的心理，带来健康的身体状态；病态、阴暗的心理，带来病态的身体状态。而积德行善，则是最简单的养生之道、净化心灵之道，所以何乐而不为呢？

5. 别着急，一切都来得及

"未来是不可预测的，一切都来得及。"

小说里、电视中，我们经常会看到这句话。尤其是在一些励志电影中，如刘德华主演的《阿虎》，主人公往往在遭遇人生最低谷时堕落，但经历了一系列事件后，开始忏悔之前的状态，然后重新走上人生的巅峰。每每看到这种电影，我们都会被主人公的精神所打动。

眼泪流了、内心被感动了，可是真正遇到事情的时候，又有几个人能像电影主人公那般，学会忏悔自己的内心，开始找寻纯净的世界，调整状态重新出发？我从经营何氏养生馆的这些年经验中发现，现代人的心理承受能力似乎越来越差，经常会因为一些鸡毛蒜皮的小事，就此给自己打上一个死结。

"何老师，我觉得自己这辈子就这样了。我都四十岁了却突然通知下岗，还能做什么？"

"何老师，我过不了自己这道坎。我觉得离不开他……没有他，我再也没有恋爱的心情了，我注定孤身度过一辈子！"

……

每每听到客户这样的"痛心疾首"的话语之时，我总是说："生活不像你想得那样，非黑即白。有一天你会发现，自己现在的这种心态无异于小题大做，根本没有自己想得那么夸张。"

为什么总有一些人很难认识到改变的作用，认为一切都已盖棺定论？因为他们的心智被潜意识蒙蔽，心绪是纷乱的，很容易钻牛角尖，心灵落满了尘埃。当我们的内心被灰尘所覆盖之时，阳光就很难照耀到生命之树，因此自然消极、失落，不愿积极面对生活。尤其是因为一些小事而不能释怀，就此彻底否定人生之时，自己就被戴上了痛苦的紧箍咒，生活状态大为下降，甚至直接影响到人生的大局。

初见王先生，是在2010年的秋天。这一年，王先生已经年满五十，却无比惆怅，几乎什么事情都打不起兴趣。我问他遇到了怎样的事情，他和我说，因为三年前的一次事故，他给原就职单位带来了不小的麻烦，最后不得不灰溜溜地选择了辞职，从此工资、养老金等与自己彻底绝缘，成为了彻头彻尾的社会人士。

"何老师，我已经五十岁了，没有年轻人那样的精力和冲劲儿了，哎，我觉得自己这辈子已经完了！"说着说着，这个中年人甚至有落泪的冲动。

我没有着急安慰他，而是问道："王哥，这件事已经过去三年了。现在如果在回想过去，你会怎么做？"

王先生思考了好一会儿，说："我会主动承担责任，然后和领导表示，希望可以给我一个机会，我可以用一年的时间挽回所有错误。我是单位的老职工，我想也许领导会答应我的。可是，现在想这些有什么用？都怪我那会儿太冲动，不仅不愿认错，反而和领导吵了起来……"说着说着，王先生露出了一脸懊悔。

我继续引导他："现在的你，回忆起三年前，觉得并不是世界末日，觉得一切都来得及。那么三年后，如果再看今天的你，你猜会有怎样的心态？"

王先生一愣，结结巴巴地说："会，会后悔今天的状态？"

我笑了笑，点头说："错的不是发生的事情，而是你自己的心态。如果你一直不能认识到自己的错误，不能忏悔过去的所作所为，那么你一辈子都将在懊悔中度过。如果三年前你做出另外一种选择，那么一切都来得及，那么今天也是如此。未来到底怎么样，就看你自己是否愿意改变。"

王先生一愣，终于露出了微笑。我知道，他已经懂得该怎么做了。

这样的故事，相信你我身边还有很多。而当事人无一例外，都会表现出极大的后悔，错过了改变自己的最佳时机。有时候，看似

让生命之树常青

无可挽回的事情，只要我们能够回归平静、放松心态，而不是凭着主观意愿胡乱猜测，那么就会发现解决的思路可以有很多。正所谓"解铃还须系铃人"，面对人生的困惑，面对看似不可解决的难题，唯一的方法就是总结之前的错误经验，忏悔之前的状态，然后带着全新的姿态面对人生。

有人说："人生就是一座独木桥，稍有不慎，很有可能就可能坠落，所以万事必须小心谨慎。"这样的观点当然没错，但是我们不能就此因噎废食，不敢做出任何调整。即便是一座独木桥，我们同样可以掉头返回，重新调整心态、调整装备，再一次重新走上这座人生之桥。这就像走夜行路，一开始的确有些毛骨悚然，难道我们就不敢前行，蜷缩在某个角落吗？

这个时候，如果我们可以对之前的心态做出调整，忏悔这种不必要的紧张，扫清内心的障碍，那么就会发现：所谓夜晚的恐惧，不过只是自己吓自己；一直以为身后传来的脚步声，原来只是自己脚步的回音罢了。一旦让内心回归平静、找到平衡，那么我们就能大踏步地向前走，从而迎接第二天的阳光。

所以，很多人总是害怕改变，并不是改变本身会造成怎样的恶果，而是自己的内心恐惧改变，失去了平衡的心态，慌了手脚，乱了方寸。只有学会忏悔，找到内心的主观原因，我们才能扭转心态，让改变在恰当的时候发生。只要有这样的思维，那么，一切都来得及。

我也是一样，从创业伊始到今天，我遇到过很多转折点。每每遇到难以定夺之时，我都会选择孤身一人在安静的环境中打坐、静思，反省之前到底出了哪些问题，尽可能放空自己，用第三者的眼光来审视自我。当我发现过去存在着何种问题时，立刻会感到眼前豁然开朗，并积极做出行动进行改变。正是这种不断纠正自我、不断调整方向，让整个何氏养生馆在发展的路上始终朝着正确的方向前行。

"见兔而顾犬，未为晚也；亡羊而补牢，未为迟也。"老祖先在几千年前就已经有了这样的大智慧，更何况我们？所以，遇到问题不可怕，遭遇痛苦也并非世界末日，真正把我们推上绝路的，是自己那颗就此放弃的心，甘愿堕落的思维。倘若我们在悲伤之余，能够抽出一点空闲反省内心，忏悔之前的选择，那么就有重新找到出路的可能。"山穷水尽疑无路，柳暗花明又一村。"只要内心纯净、积极阳光，那么，一切都来得及！

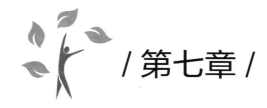

/第七章/

你意念中想着什么，什么就会出现

　　"命由己造，相由心生。"想想看，终日担心生病的你，是否总与各种疾病不期而遇？生活就是一面镜子，心中的你具有怎样的面孔，它就会一五一十地显现出来。追求健康生活之人，生活中必然充满活力；终日陷入苦闷之中的人，生活反馈给他的，必然是黯淡无光、荆棘遍地。你的意念是什么，你就将收获什么。现在的你，是否还会终日抱怨生活、抱怨人生？

1. 你想健康快乐，你就会健康快乐

生活，就像一面镜子，你有什么样的状态，镜子就会呈现怎样的你。你对生活微笑，生活就还之以笑容；你对它愁眉苦脸，它就会表现得同样不开心。

这样的人生哲理语录，每个人都曾看到过。可是，总是有人忘记了这一点，尤其是那些身患病痛之中的人。倘若你与他们进行交流，听到最多的话恐怕就是："生活真的好没有意思，我天天感觉自己都走到了人生边缘。这样的人生，何时是个头？"我们总是看到他们愁眉不展的样子，很难听到他们发出爽朗的笑声。即便你用多少种方法安慰他，到头来从他们口里听到的依旧是无休无止的抱怨。

何氏养生馆里，不少客户初来之时，都是抱怨人生、感慨自己痛苦的典范：

47岁的芳姐，一开始来到何氏养生馆时，面色蜡黄。正处于更年期的她，总是和我抱怨身体不舒服，却找不出任何病因。每天她说的最多的就是："我怎么天天感觉自己有气无力，是不是得了什么绝症？"

60岁的马哥，总是叫嚷水土不服，觉得北京的饭菜不如老家江浙的可口，并宣称自己得了肠胃道疾病，每天吃得非常少。刚来何氏养生馆时，他的体重已经不足110斤。

55岁的范姐刚刚退休，一下子生活变得不再忙碌。这时候她觉得，自己工作了一辈子，各种疾病终于开始找自己"报复"了，尤其是腰椎，几乎无时无刻不再折磨自己，除非躺在床上，否则就抱怨连天。

……

这样的客户还有很多，然而几乎90%的人，在经过详细身体检查后都发现，其实根本没有他们想象的那个疾病。也就是说，他们总是做出一副百病缠身的模样。于是，生活就给了他这样的回馈，让他们终日陷于折磨之中。久而久之，他们所渴望的"身体疾病"没有如期而至，但各种心理疾病却不请自来。

对于这些客户，我的治疗手段是以心理调节为主，同时配合一些中药和按摩调节。几个月后，这些客户都顺利找回了健康，很多人同我说："何老师，还是您说得对！想什么，就得到什么！以后，我肯定会乐观一点，积极面对生活！"

人活于世，尽管我们迟早都会离开这个世界，但我们同样追求长寿，同样追求健康。没有一个人，生下来就是为了忧郁烦闷，为了遭受病痛折磨的。因此，我们必须用乐观的心态面对生活。心中想着健康，你就会有一种健康的心态，即便遇到挫折，也会巧妙转化。例如，在远行中因为脚扭伤不得不坐在路边休息，在等待救援的过程中，我们可以拿出手中的相机，不断将美好的风景拍摄下来，这是一次难得的旅途体验。相反，倒在路边唉声叹气、叫苦连天，认定自己很快将会死在野外。那么也许还没等到救援队的到来，我们就因为自己的消极心态陷入难以进食、甚至昏厥的状态了。

更重要的是，当你想着健康之时，你一定会积极行动起来，为自己制订全新的人生目标。例如，每天有多长时间进行锻炼，饭菜的荤素搭配如何，周末将会进行怎样的活动……所有的规划，都会围绕着"健康"展开。但如果没有追求健康的心态，那么势必每天得过且过、浑浑噩噩，认定病魔即将侵袭自我，那么即便什么都不做，身体得不到锻炼、心情持续压抑，各种疾病必然会乘虚而入。

"态度决定一切。"这句话，适用于世间所有人。有什么样的人生态度，就有什么样的人生结果。当你的一念心是积极的，那么收获的世界必然是五彩斑斓的；当你种下的一念心种子本身就是残缺的，那么又怎么可能奢望它长成郁郁葱葱的参天大树。

其实不仅是健康，人生的一切都是如此。你想到的是什么，那么你得到的必然就是什么。想到了快乐，你就会裂开嘴角；想到了悲伤，你就会立刻心情郁闷；想到了成功，你就会不断努力，挑战一个个难题；想到了失败，你就会迈不开步子，始终原地踏步。

我听过著名学者于丹老师讲过这样一个故事，分享给大家：

有一次，苏轼和佛印和尚在一起打坐聊天。突然，苏轼想到了一个玩笑，就和佛印说："在你的眼里，我是什么呢？"

佛印和尚说："你就是佛。"

苏轼哈哈一笑，说："那你猜猜你在我眼中是什么？"

佛印说："不知。"

苏轼说道："你其实就是一堆牛粪！"说完，他哈哈大笑了起来，认为自己占了便宜。不过，他看到佛印并没有生气，反而也跟着自己一起笑。

姗姗而去的苏轼回到家，和妹妹苏小妹说起了此事，并说出了内心的疑惑。苏小妹说："哥哥，亏你还是个大文学家，这个道理你都不懂吗？人心里想到的是什么，眼里才能看到的是什么，说明你心里想的只是牛粪啊！但佛印不一样，他心中有佛，所以自然会把你当作佛！"

苏轼听完恍然大悟，这才意识到，自己的境界与佛印还差了很多。

想到的是什么，决定了我们的境界到哪里。大文豪苏轼尚且如此，更何况如我们这样的平凡人。所以，我们就更应该培养积极的心态，让健康住在心底。其实，健康快乐与病痛折磨很多时候就在一念之间。如果你是个过于悲观之人，选择用抱怨面对人生，那么只能无休止地被痛苦折磨，生活、情绪、健康都将因此付出代价。想要收获健康快乐，首先就必须学会追求健康快乐，这就是改变人生的第一步，也是最关键一步。

"以镜为镜，可以正衣冠；以人为镜，可以知得失。"镜鉴人生，可以明智，同样可以健康。想要得到怎样的人生状态，就看自己的一念心。每天你向往的是健康，必然会选择锻炼身体，选择修身养性，用合理的养生之道，让自己不断找到内心的平衡与肌体的平衡；你的眼中只有痛苦，那么即便只是一个小小的感冒，却有可能因为自己的悲观、消极心态，不断发生进一步病变，甚至诱发肺炎、抑郁等一系列疾病的出现。

所以，学会打开自己的视野，用一念心来调整自己的健康状态吧。看到健康，想着健康，那么你必然会拥有一个强健的体魄，以及一个长寿的人生！

2. 用你的正念向你所要的健康下订单

世间的每一个人，都穿梭于两个世界——一致的客观物质世界，各异的主观精神世界。对于客观物质世界，绝大多数人所拥有的都是相近的，这一点相信我们都能认同；但是，为什么同样生活在相同的客观世界中，有的人就显得健康快乐，有的人却显得颓废萎靡？这一切，正是有主观的精神世界所决定的。

有这样一个故事，我经常会与何氏养生馆的客户朋友们分享：

在一个偏远的小村子，只有两户人家生活。有一次，佛陀经过这里，看到第一家人其乐融融，围在院子里谈天说地，并邀请佛陀在家中小住；而隔壁的第二家，却显得冷冷清清，即使有人走出屋子也低头快步离去，身上仿佛没有力气一般。

佛陀来到第二家，问这家人为何都如此愁眉苦脸，甚至躺在床上不肯起床。这家人说："大师，你看我们生活的地方，哎，周围十里什么都没有，种点粮食收成也不好。你说我们还有什么高兴的？我们天天就想着赶紧逃开这个地方！可是你看，就是这个鬼地方，一定有什么邪气，让我们一家人都病了，我们被困在这里了！"

佛陀又回到第一家，问道："为什么这里的环境这么不好，可是我看你们一家人却如此快乐，并且好像都很健康？"

这家人回答道："大师，这里怎么会不好呢？远离城镇和乡村，这里的地都是我们自己的，也不必想着纳粮之事，想吃什么就种什么。并且，不远处还有一座小山，那里的山泉也许是被佛祖所庇佑，清澈甘甜，甚至还有治病的效果。家里人就算得了些小病，从山里采些野药，然后和那山泉水一起熬煮，不需两天一定恢复健康！大师，您是得道高人，怎么会认为这里不好呢？"

听完这家人的回答，佛陀不禁哈哈大笑，佩服这一家人的心态。

同样的环境，却造就了两家不一样的生活。这就是主观精神世界所创造的。故事里的第一家，毫无疑问带有虔诚的正念，对待一切都充满了乐观，并在其中发现了对自己有益的东西-——天地、山泉、野药，所以他们的内心是充裕的，所以他们自然得到了健康。

这就是正念的作用。我多次提及正念，正是因为正念可以帮助我们解决内心的困惑，扫清遮挡视线的灰尘，发现身边的美。而每次我讲完这个故事时，很多客户都陷入了沉默。在此之前，他们都像第二家一般，负面情绪强烈，眼中的一切都是灰色的。这样的人，即便身处天堂之中，也会终日郁郁寡欢、百病缠身。

第七章 你意念中想着什么，什么就会出现

正念虽然来源于佛教，却同样被现代科学所证实。吃饭时，如果我们主动感觉吃的过程，并留意吃的感受，那么就会专心致志，食物可以得到更充分的咀嚼与消化；相反，倘若吃饭时没有保持正念，表面上看我们的确在吃饭，但同时还在思考、在看电视，这时候就不能专心，对心念和情感知之甚少，因此吃了什么、怎么吃的都不会留意，消化自然不会顺畅。

健康也是一样，当你带着正念之心时，就会留意哪些生活的细节不利于健康，接下来该如何调整。否则，我们就会像故事里的第二家人一样，即便身边有灵丹妙药，却似乎依旧无动于衷，终日被病魔侵袭。这同样也是一念心的作用：保持正念，你就会积极追求，努力发现客观世界的美好；丢失正念，就等于打开了病魔的大门，让健康徘徊在门外。

同时，我们还必须有这样一种认识：正念不是简单的排空一切，而是能够时刻关注自己的心灵，思考当前的状态。如果发现出现偏差，就应该及时调整。正念也不是念头，念头更多时候是一瞬间的想法，会漏洞百出。而正念则是一种体系、一种训练之法，会经过深入思考后再做出决定。所以，我们应当避免盲目遵循念头的引导，而是应当在念头出现后平静思绪，思考它是否能给自己带来心灵上的安抚、身体上的强健。

例如，当我们看到一位老人常年坚持冬泳，身体非常健康，因此不免想要学习。这时，我们应当了解冬泳的注意事项，看看自己是否适合冬泳，否则盲目模仿很有可能给自己的身心带来伤害。当做到心中有数之时，这才是真正的正念，才能帮助我们找到适合自己的养生之路，从而向健康下订单！

3. 祈祷和冥想是我们与更高力量的联结

祈祷与冥想，这是自古各个民族、宗教都会有的一种仪式。无论佛教、道教还是基督教，都会有相应的祈祷与冥想方式。通过祈祷与冥想，我们进入了深度的宁静状态，从而增强自我知识，达到良好的身心状态。当我们进入祈祷与冥想的状态时，就会停止意识对外的一切活动，进入忘我之境的心灵自律之中。

简而言之，祈祷与冥想，会让我们找回内心的纯净，不被世间纷乱所干扰。而一旦进入忘我境界，我们就能真正感受到天与地的存在，感受气在体内的运转，进入更高层次的精神世界，与更高的力量联结。

这份更高的力量是什么？其实，它正是我们自己。快节奏的生活，让我们无暇驻足停留聆听内心的世界，时间久了，问题越积越多，自然就会产生各种心理问题——纠结、痛苦、悲伤、失落。正是因为我们不能与自己对话，所以才不断迷失在人生的道路上，让生命之树渐渐凋零。

我对中国传统文化格外推崇，尤其热爱儒释道，因此会经常进行祈祷与冥想。在佛堂前虔诚地祈祷，会让我进一步理解佛经所说，顿时醍醐灌顶；而当一个人在休息室冥想时，我又会掏空自己，让灵魂得到休息，与内心进行对话。祈祷与冥想，让我不断反省自己的状态，调整内心的平衡，从而无论遇到什么事情，都会泰然处之。

所以无论多忙，每天我都会抽出一定时间进行祈祷和冥想，让内心得到净化。而现实回馈我的同样是平静。即便何氏养生馆经营出现何种细节问题，但最终都会被顺利解决，而不是成为发展路上的一颗颗"肿瘤"。

这种方法，我也传授给了不少何氏养生馆的客户。在祈祷与冥想之中，他们找到了更高的力量，并让自己的内心得到清洗。

2011年，何氏养生馆迎来了一名特别的客户——李姐。这一年，因为一次意外，她的丈夫、儿子在车祸中丧生，只留下了她一个人。悲痛欲绝的李姐多次尝试自杀，都被身边的朋友们救了下来。不过，从此李姐变得消沉，几乎不说一句话，生命之火随时都有可能熄灭。

当初李姐来到何氏养生馆时，几乎不和任何人交流，即便我们的医师做了多少工作。看到此，我没有和李姐多说什么，而是每日都会带着她一起念佛打坐。在这个过程中，我们丝毫没有交流，只是静静地听着佛教音乐，默读佛经。

李姐是个比较执拗的人，所以一开始这种手段并没有什么效果，但是过了近两个月，我看到她开始逐渐去尝试理解佛经了。有一次她问我："何老师，一切有为法，如梦幻泡影，如露亦如电，应作如是观，这是什么意思？"

这几乎是她来到何氏养生馆后，李姐第一次主动与我交流。尽管话不长，但是我知道，通过祈祷与冥想，她已经开始反思自己的状态，开始重新思考人生了。尽管这一步走得很难，但是却无疑是最关键的一步！而后来李姐开始主动选择祈祷和冥想，并不时与我交流心得。我能感觉到，她正在一点一滴地恢复健康。

现在，李姐早已康复，尽管她不可能完全走出丧偶丧子的痛苦，但已经能够进行正常的生活。她还加入了一个佛教慈善会，每当天热、下雨之时，就会走到街上为他人提供免费茶水或雨具，渡她人之难。李姐同我说，自己越来越喜欢冥想的状态。在冥想时，她会忘记生活中的痛苦，世界呈现出如海洋一般的宽广，顿时整个心灵像开了个窗户般的豁亮。内心开始不断打开，生活的状态也逐渐得到调整，整个世界似乎也变得更亮了。

祈祷与冥想的方法有很多，不同宗教、流派也有相应的规则和心得，在此具体的方法我不就再赘述。但无论选择那种形式，最重要的一点是：祷告与冥想时一定要排除内心的杂念，最好在安静的场合下进行。并且，我们不必过分拘泥多长时间，只要心诚，那么每天十五分钟，都可让自己的心灵得到升华；反之，如果脑海里充满了各种胡思乱想，即便祈祷一整天，也不可能起到积极的作用。如果时间充裕，那么冥想每天可以进行三次，于早中晚各一次，每次12~20分钟即可。只要坚持一段时间，那么就会发现，你的内心得到了前所未有的净化，而在此打量这个世界，也会发现它充满了爱与温暖，不再只是混沌不堪！

4. 积极的心态让你获得更多正能量

常言说得好："天有不测风云，人有旦夕祸福。"

生活于世，任何人都不可能完全摆脱烦恼。苦闷，就如夏日的蚊子一般，稍不留意就会飞进生活之中。没有一个人，可以完全摆脱蚊子的侵袭；正如没有一个人，可以摆脱烦恼的困扰。

小插曲，是生活中的重要组成，让生命跌宕起伏。那么，处于人生低谷期，该做出如何选择？是陷入抱怨之中，从此意志消沉，变得颓废？这种方法显然是最不理智的。因为一旦陷消沉的情绪，掉进抱怨的深渊，必然会让心情紊乱，几乎很难集中精力做好任何事情。尤其当低谷持续时间较长时，一旦陷入长久的苦闷，各种疾病也会不请自来，最典型的就是抑郁、焦躁。

同样，我的生活中也不可避免会遇到各种小挫折、小沮丧。尤其对于一家企业的经营而言，各种不可预料的问题更是频发。那么，我会如何调整内心？唯一的方法就是：唤醒积极的心态，笑看人生沉浮，从容面对苦闷，遇到生命中最好的自己。唯有拥有积极的心态，才能获取人生正能量，为生命之树注入源源不断的生命素，让自己始终处于最佳状态。

何氏养生馆中，有不少这样的"苦闷"客户。与他们交流之时，我都会先分享这样一个禅意故事：

有一个年轻人总觉得生活不如意，因此前来拜访一名著名的高僧。听完年轻人的牢骚，高僧让小和尚拿来了一壶温水，然后泡上上等龙井。高僧问年轻人："茶怎么样？"

年轻人说："水太凉了，完全没有茶味。"

随后，高僧又让小和尚拿来了一壶热水，然后拿出杯子沏茶。年轻人看过去，之间茶叶在杯中不断翻滚，并伴随着水汽，清香徐来。年轻人想要端杯，高僧拦住了他，又注入沸水，茶叶翻滚得更加厉害，这杯清茶更加沁人心脾。

高僧说："同是茶，为何有截然不同的味道？"

年轻人想了想，说："水不同。"

高僧点头道："没什么温度的水，不会让茶叶散发清香，水越多，茶叶口感就越差。但如果用沸水，只需少量，即可让茶叶不断在水中沉浮，既有春的幽静、夏的炽热，又有秋的丰盈、冬的清冽，从而散发沁人的香味。温水中的茶叶，只能飘在表面，根本浸泡不出生命的方向。"

年轻人听完高僧的话，拜谢而去。

人生，就如这茶叶一般；而意念，正是沏茶的水。消极的人生态度，只能让人生平淡无奇，始终徘徊于低谷；但积极的人生态度，会立刻唤醒生命的活力，最终一跃而起，散发出人生的香气。

积极的人生态度，正是正面的"一念心"，让正能量不断激励自己走出困境。意念中的你是一名勇士，你必然会朝着目标前进；

反之，自己就是永远的弱者，逃避、抑郁成为了人生的主题。每个人都会在人生的长河之中流入低谷，但是身在逆境却能依旧微笑的人，总有等到流入大海的那一天。

在何氏养生馆中，我也遇到了不少这样的客户，其中有一个姓许的老弟，更是其中的典型。

2004年，我在何氏养生馆遇到了许先生。那时，他正在养生馆内调养身体。许先生当时临近40岁，但身体很不好，并且带有强烈的消极意识，认定人生毫无意义。我问他为何年纪轻轻就如此沮丧，他说："何老师，我17岁就进工厂工作，后来经过努力成为了车间主任，虽然不是什么大职务，但可以说是让人羡慕，毕竟我下面的普通员工，就有三四百人。但谁知道我们这个国营厂这么快就濒临倒闭，而我也不幸下岗。我一辈子就是个工人，不会做生意也没那么多文化，你说我未来该怎么办？一家老小那么多人，你说我该怎么办？"

听完许先生的抱怨，我同样讲了上面的那个禅理故事。听完，许先生陷入沉默，但依旧和我说："可是，我这杯茶，是最差的茶叶，用什么水也翻腾不起来……哎。"

我笑了笑，说："既然你十七岁就成为了工人，那么就说明工厂的技术很过硬？"

这时，许先生突然兴奋了起来："这是当然！何老师你不知道，我是当年全厂第一个考上高级技工的人，并且曾经连续三年先进！论技术，我不敢说最好，但绝对一流！"

我说："既然如此，为什么说自己不是好茶呢？既然上一个杯

让生命之树常青

子碎了，为何不选择一个新的杯子？"

许先生看着我，没有说话。

我继续说道："我听说，南方沿海城市很多厂都缺乏优秀的工人，为什么不愿意去尝试呢？积极一点，过去的厂倒闭了，不代表人生倒闭。还有更广阔的天空需要你，同样可以让你焕发精彩。也许短时间内，你可能需要远离妻子孩子，但只要扎稳脚跟，那么你不就可以让她们重新过上好日子？"

一段时间的调理后，许先生选择南下。临行前，他对我表达了谢意，并表示通过过去老同事的帮忙，已经找好了佛山的一家厂。现在，我们依旧保持联系，而他早已成为了佛山某机械公司的总经理，生活比过去车间主任期间要好得很多！

这样的故事，在何氏养生馆中数不胜数。即便很多人崇拜的王健林，也在十几岁当兵时，一个人在大兴安岭的风雪中陷入迷失。但最终凭借着积极的心态，他走出了困境，退伍之后创建万达，最终成为了中国企业界首屈一指的领袖。

每个人，都会或多或少经历失败或不幸，这是人生的基本规律。完全若无其事，这显然不现实。但在短暂的忧虑之后，我们必须迅速调整状态，从沮丧、被观众逃离。而积极的心态何时形成，恰恰决定了你是一个怎样的人。越短，人生的高峰就会越快到来，并不断持续；越长，人生的状态就会越差，甚至跌入谷底再也没有腾飞的可能。这样的故事，每天都在我们身边上演，甚至我们就是当事人之一。静下心来想一想，你就会发现最佳的解决途径是什么。

人生的所有美景，都在我们的身边，就看我们用怎样的眼光去寻找、去发现。消极的心态，会给自己戴上黑白眼镜，所有的一切都是无色的、缺乏活力的；但只要激活心中的正能量，那么阳光就会洒进来，驱散内心的黑暗。懂得用积极的心态面对人生，那么快乐不请自来，反之则离你而去。所以，想要什么样的生活，想要经历怎样的人生风景，就看自己的选择。

5. 现在思考的想法正在预设我的未来

"目的皆是虚无，人生只有一个实在的过程，只有重视了切切实实的过程，生命才能更为厚重，也不至于整天被目的的痛苦所束缚。"

这句话，是著名作家史铁生先生在作品里的一段经典语录。史铁生是我很喜欢的作家，他的文风独特，具有很强烈的感染力，尤其能让人读出积极的正能量。这位身患重病的作家，却依靠着自己的不断努力，创作出了一篇又一篇让人潸然泪下的文学作品。

可以说，史铁生正是最好的励志榜样之一。而史铁生先生的这段话，恰恰说明了这样一个道理：生命的价值与意义在于"过程"，而不在"结果"。也就是说，现在的我们，正在经历的怎样的生活，拥有怎样的思考和追求，这就决定了未来我们会是怎样的人，成就怎样的人生。

释迦牟尼的成佛之路，同样充满了各种历练。而正是因为有着积极的心态应对，所以他才成为集大成者，开创了佛教之光。

释迦牟尼曾经经历过一次漫长的跋涉，要将佛法传播给更远处的人。整个路途充满荒凉，但释迦牟尼并没有感到任何不愉快，只是低头前行。行走了多天，他来到了目的地，这才长出了一口气，然后坐了下来，将鞋子里的石子倒了出来。原来这一路上，释迦牟尼的鞋子里一直有这一颗小石子，几天下来，佛祖的脚被磨得可想而知。

身边的人不理解，说："您为何不早一点将石子倒出来呢？"

释迦牟尼笑了笑，说："为什么我要将它扔出来呢？这一路上，如果不是因为这颗小石子，恐怕我也会选择休息。但是，正是这颗小石子的存在，让我意识到自己正在路上，还有更多的人在等待着我。如果我不想着这些，那么怎么可能准时到达这里？"

这就是佛祖的大智慧，是吾等凡夫俗子难以企及的。但是，我们依然可以如释迦牟尼一般，努力地思考现在，并做出一系列准确、有效的规划，这样我们所渴望的未来，就会在一点一滴中逐渐实现。乔布斯是很多年轻人的偶像，一手创立了大名鼎鼎的苹果，但是很多人却忽视了他的起步：一个不大的车库。正是在这间车库里，他开始了商业帝国的创建，一步一个脚印不断创造奇迹，这其中很多想法在当时是不被理解的，但是他并没有被轻易击退，而是甘于内心的设想，不断完善方案。终于有一天，当苹果手机推出于市场时，以摧枯拉朽之势击败了几乎所有的手机品牌。

这，就是当下的力量。有了现在的思考，就会做出相应行动。哪怕这份思考看起来似乎有些异想天开，但只要有一套能够继续下去的方案，那么我们的未来，就已经在这一刻成型。

人生事业是如此，人生健康亦是如此。当你每天想的是如何锻炼身体，如何吃得更健康一点时，那么你正是在为自己的未来做铺垫和准备。也许，这个过程很漫长，但是经过十年乃至更长时间的锻炼，这时你会发现：自己比同龄人的身体状态好出很多，自己的精神状态更为年轻！"现在思考的想法，正在预设未来"，说得就是这个道理。

我曾遇到过很多的中年人，无不向我悔恨："年轻时不注意休息，每天都和朋友胡吃海塞，根本没有考虑过未来。结果到现在，各种疾病来了，哎，我真是后悔啊！"其实，如果在年轻时稍微有所注意，即便目的不是为了延年益寿，但只要能够合理调整生活状态，平时想一想哪些生活模式是有利于健康的，然后付之于行动，那么就不会在二十年后的今天懊恼悔恨。正是每天二十分钟的锻炼，却直接造就了二十年后截然不同的身体状态。

相信很多读者都看过《士兵突击》，并对王宝强饰演的许三多留下了深刻的印象。这位看似毛手毛脚的年轻人，似乎并不是传统意义上的"优秀人才"，但是他有一个特点，是任何人都不能比拟的。努力专注手头上的事情，从中体验无限快乐。最终，他在时间的磨砺中不断成长，最终进入了老A的部队；相反，成才每天都将口号挂在嘴边，他的梦想仅仅是为了"拿第一"，而不是实打实地充实自我，因此每天活在虚幻之中，最终栽了跟头。许三多的经

让生命之树常青

历告诉我们：生活不是比赛，第一与否不能决定未来的生活质量。唯有脚踏实地，好好想想今天的自己该做什么，明天的自己该做什么，那么也许你最初的梦想并不远大，但正是凭借着自己的稳步前行，却最终走到了将军的位置之上！

这样的故事，还有很多，相信每个人都能想到一二。所以，我们必须带着积极的心态迎接每一天、每一刻，给未来的成功打好根基。同时，我们也应该尊重其他人的"异想天开"，尤其是企业家和身居高位之人。当下属说出了自己的目标，并列出了很完整的方案，只要没有原则性的错误，那么我们就不妨让他去尝试，并督促他每一天按照计划完成自己的想法。当他通过不断努力最终取得成功，他自己不仅取得了长足的进步，同时公司也因此获益，因此何乐而不为呢？

生命之树的壮大，离不开从幼苗时期的呵护、培养。从来对小树苗不管不顾，那么它势必会长得歪歪扭扭，甚至随时有夭折的可能。所以，不要总是说着未来会怎样怎样，而是应当想一想：今天的自己，是否做到了应该做得事情，是否能够静下心来，仔细规划未来的方向？健康也是一样，总想着能够长寿，那么就应该从当下开始，戒除一系列不健康的生活习惯，学会用积极的心态迎接每一天的到来。这样，在未来的某一天，生命之树才能呈现出欣欣向荣的状态！

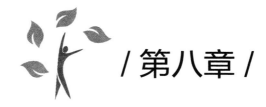

/第八章/

"十大健康基石"为生命保驾护航

　　"衣服厚薄，欲得随时合度。是以暑月不可全薄，寒时不可极厚。"几千年前的古人，早已从衣食住行的角度，告诫后人如何长寿、如何健康。终日穿梭于酒桌之间、睡眠毫无规律的人，即便内心多么渴望健康长寿，但依旧不免疾苦常驻。正所谓"病从口入"，只有设定科学的生活习惯，并多用养生之道调节肌体，我们的身体才能处于健康状态，从而实现健康长寿的梦想。

1. 要健康就要超前的健康理念

　　我们的恩师胡维勤今年83岁了，不仅精神矍铄，而且记忆力超群，他经常来我们的何氏养生馆免费为大家授课，只想让自己的医术能够更多更广的传播，能够祛除更多人的痛苦。在闲暇之余，我们都还是免不了感叹几句。尤其现在社会人们的物质神火和精神生活越来越丰富了，本来说生病的人越来越少才对，可是事实恰好相反，生病的人越来越多，而且年龄趋向也越来越小。

　　我们为了找到答案，在病人找到我们之后，我们都要详细地询问他们生病的原因。可是，很多人有些不耐烦，觉得我如果知道怎么生病的还来找你吗？可是，有些人即使知道这样做会生病不是还依然我行我素吗？当然，我也听到了一些不同的声音，比如工作压力大、经常熬夜、为了陪客户不停地喝酒、为了实现自己的理想、为了让家庭幸福等，不得不牺牲一下自己的身体。可是话又说回来，真正自己的身体牺牲了，你的理想也好、家庭也好能够幸福吗？所以，要想有健康的身体必须要有健康的理念和意识。

　　在一次聊天中，胡维勤恩师给我讲了关于他的病人的一个故事，让我深有体会：有一个小伙子找胡维勤恩师治病，恩师看了他的病历有些不相信，一个只有35岁的小伙子，竟然已经有五年的糖尿病史了，而且他还患过轻度血栓，"三高"问题也很严重……总是，这个小伙子年龄不大，可是浑身都是疾病。恩师起初以为他的家人有糖尿病史，可是小伙子否定了，说自己的父母亲身体很健康，虽然六七十岁了不仅没有糖尿病，更没有"三高"，而且依然腿脚灵活，还在家里干一些繁重的农活儿。他说，他父母每天早晨很早就起床去干活，中饭和晚饭都在家里自己做，农村人挣钱不容易，在油盐酱醋方面都均衡，也从来不抽烟喝酒……当胡维勤老师问道他的生活状况的时候，小伙子叹了一口气说，自己也是没有办法，自己是家里的独苗，女朋友交往了八年了还没有结婚，还没有车，没有房子，虽然父母身体还硬朗，可是毕竟年龄都不小了，都是需要钱的时候，自己必须努力挣钱……所以，这个小伙子不得不经常熬夜加班加点，为了签单不得不陪客户喝酒到深夜，白天又投入到一天的紧张的工作中，甚至连吃饭的时间也没有，只要在网上订一些没有营养的快餐对付一下……

恩师叮嘱他如果他再不改变这种生活方式，无论请多么知名的医生也没有办法。起初小伙子以为自己只是小毛病，当恩师说到这个份上的时候，小伙子认识到了严重性。但他还是很委屈地说："我知道自己这样做，肯定对身体不好，但是，我还有别的选择吗？很多地方都需要钱，全家人都指望着我，我没有退缩的一点点理由啊！"小伙子沉默了一会儿又说："我的这份工作待遇不错，而且我干了很多年了，整个流程我也熟悉，让我转行干别的我也不会……那我只能继续这样干，继续这样的生活，这样我才能挣更多的钱，才能让家人过上幸福的生活，父母的晚年生活才能有保障，我们的后半生才能有保障！"

胡维勤恩师对这种明明知道这样做不好，却还继续为之的人很生气，便告诉这个小伙子："你的身体就是你一切的财富，没有身体的健康，即使拥有千万财富也是暂时的。再说你虽然才三十几岁，但是你身体就有如此多的毛病，你到了你父母这个年龄，这些病会变本加厉的找到你，折磨你，你说你能够幸福快乐吗？你的家庭并无什么遗传病史，说明你先天的身体是没有问题，所有的问题都出现在你的后天，也就是说明你从来没有健康的理念和意识才导致自己浑身上下都是病。其实，你这种病还是有调理的方法的，但你必须要有强大的自控能力。比如从心理上来说你不要自己给自己那么大的压力，另外，一定要让自己的生活规律起来，该吃饭的时候吃饭，该睡觉的时候睡觉。"

一个月后，这个小伙子又来了，不过看起来精神了不少，他告诉恩师："上次与您交流的话，我回去想了想觉得有道理，没有健康的身体，一切都是白搭。我这一个月休假，努力调整自己的作息时间和饮食习惯，不再自己给自己增加压力，我觉得我浑身上下都有劲儿了，好像换了一个人似的。"

胡维勤恩师笑而不答。

其实，就像胡维勤恩师遇到这样的患者一样，我们何氏养生馆也经常遇到，我经常说患者的病要想康复的快，必须需要双方的彼此配合。患者怎么配合呢？那么就要有健康的意识，对自己的身体明察秋毫，一年体检一两次是必须的。另外，当身体稍有不舒服的时候，尽量先检查自己是否作息规律、饮食规律，如果是这些不规律所导致，那么赶紧调整过来。如果一切都很规律依然身体不舒服，最好去专业的机构看医生或者调理一下，了解清楚到底是什么导致了这样的结果，千万不要自我感觉良好，出现问题的时候就晚了。当专业调理师帮你调理的时候就必须按照调理师的要求去做，不要觉得我花钱了，我躺这里了，依然干着对身体有害的事情，却将全部的希望都寄托给医生。医生做得只能是按照你的身体的情况有针对性的调理，而不是妙手回春的神仙。有健康意识，并且自己爱护自己身体很关键。

有超前的健康意识很关键，但是千万不要受外界的影响而打乱了自己的生活。有一次我的一个糖尿病患者来调理身体，陪她来的还有一个姓王朋友，我们叫她王姐，王姐看自己的朋友得糖尿病了，让我们也帮她检查一下看是否也得了糖尿病了。我检查完毕的时候告诉她一切正常。王姐不相信："我们这个年龄不是都得糖尿病吗？我为什么没有得呢？肯定是得了，你没有告诉我！"在我再三的肯定之下王姐半信半疑地走了。过了几天又来了，让我帮助她再全面检查一下，看身体其他部位是否有问题，我为她做了一个全面检查，除了血糖有点高之外，其他一切正常，可以说王姐的体质是同龄人中相当好的身体。可是，王姐依然对自己的身体比较怀疑，仿佛自己得癌症了，我没有告诉她似的。无论我怎么肯定王姐还是有些半信半疑。过几天又来了，又让我帮她体检，依然一切正常。后来才知道王姐的另一个朋友，年龄比她还小，半年前突然由于癌症去世了，这件事情对王姐打击不少，所以她总担心自己不检查身体，也有可能有一天突然离开这样世界，所以她不停地检查自己的身体，甚至怀疑自己的身体……我觉得可能是王姐由于对死亡的恐惧，心理出现了问题，于是，我帮助王姐调理了两个月之后，王姐康复了，不再对自己的身体疑神疑鬼了。

生命是有限的，要珍惜自己的生命，要有健康的超前意识，但不要就像王姐一样怀疑自己的身体。有句语说："越是怕生病，病才越容易找上你"。所以，我们要想有健康的身体首先要有健康意识，每年的体检是必须的。其次还得有健康的心态，很多人生病了并非身体生病而是心理病了，给自己减压，让自己的心态永远处在轻松快乐的状态，病就不会找上你的。最后适当的去调理调理自己的身体，人的身体就像一辆汽车，汽车你都知道开一段时间需要去保养一下，何况是人呢？身体也有必要去保养一下。

2. 良好心态与心理素质是健康的前提

就像我前面所说的很多人生病了并非是真正的身体生病了，而是心理生病了通过身体的形式展现出来，来提示我们该注意身体了，该对身体进行保养了。因此，我们在为客户进行身体调理之前，首先要对心理进行调理。心理是内因，身体是外因，也就是说一个人的良好心态与心理素质是健康生命的前提和保证，如果这方面出现了问题，身体出现问题是必然的事情。

记得去年的时候我们的恩师胡维勤老师在何氏养生馆坐诊，有位余姓大姐特地找到他，希望他帮助进行诊断调理。这位余姐50岁出头，身体状况很糟糕。胡维勤恩师通过询问得知，这位余姐身体不是这里痛就那里痛，主要原因就是气滞和肝火旺盛所导致。

恩师进一步详细地问了原因才得知这位余大姐得病的真正原因是心态出现了失衡。余大姐到这个年纪了，应该能够很平淡地去面对周围发生的一切，但事实却相反。余大姐爱比较，爱生闷气。比如同一单位的某个人升职了而自己却没有，于是生气的几天吃不下饭，更没有心情上班；今天在与婆婆交流的时候，婆婆本来好心的建议，但在余大姐看来，婆婆肯定是挑刺嫌弃自己，于是开始生气；甚至连余大姐在大街上无意间听到别人在嘀咕别人的坏话，她都觉得可能是别人在说自己的坏话，于是又开始生气……总之，在现实中有一千个、一万个让她生气的理由。更夸张的是有时遇到很开心的事情，但不一会儿余大姐莫名其妙地就会生气了。

中医认为调畅体内气机是肝的主要功能和职责，当肝生理的功能正常的时候，人体内的气才能够正常的循环运转，才能维护人体的生命健康。也就是说当人体的气机正常运转的时候，肝脏才能保持健康。但是，当一个人生气的时候，尤其经常生气的时候自然而然地影响到了肝的健康。一旦当肝出现了问题，不但会影响到人体内气机的调畅，而且还会造成气推送血液的流速，导致瘀血。肝火过于旺盛不仅伤害肝，还会伤害到胃，进而影响到胃功能，造成消化不良，或者腹痛等症状。另外，当一个人经常处于生气、发火的状态的时候，气大伤肝，使得肝的正常功能受到影响，使得人的性格变得越来越易怒、暴躁、情绪化，就像一只刺猬一样，周围的人都不敢靠近。

针对余大姐的情况恩师不仅给开了药物进行调理之外，还建议进行自我心理调理。让余大姐不要和别人比较，不要那么要强，即使遇到不好的事情尽量往好的方面想，以积极的心态、平和的心态面对一切。余大姐听了恩师的话有些半信半疑，主要是她希望恩师开一服药将自己的病就能够治疗好，但没有想到还需要心理调理，关键是余大姐不知道该怎么进行心理调整。恩师告诉余大姐："你遇到任何事情不要多想，有时候是快乐的事情想得太多了快乐也会变成烦恼，更不要钻牛角尖，立马想不开的问题先扔在一边，也许第二天、第三天你所想不开的问题豁然开朗了，找到解决问题的办法了。主要原因是当时钻了牛角尖，让你的思维混乱了，自然找不到解决问题的办法。更不要和别人比较，你也拥有别人没有的好东西，你不知道还有人在羡慕你现在的生活吗……"

余大姐似乎觉得恩师说的有道理，说回家一定要让自己的心宽起来，不钻牛角尖，不比较，心平气和地过自己的小日子。

大概过了一个月余大姐来复查自己的身体，她告诉我，她以前胸痛疼痛的症状有所减轻，我问她是怎么做的？余大姐说，她刚回家的时候，还是忍不住生气，看到儿子将鞋子随意扔在客厅，怒火一下上来了，可是想到胡维勤恩师的话，她没有生气，她告诉自己眼不见心不烦，于是余大姐换了一身衣服，出门遛弯去了。以前一生气就在家招人吵架或者躲在自己房间生闷气，这次生气了她没有吵架也没有生闷气，她走出了家门。她沿着马路跑步，后来跑到了广场，她看到老大妈都在跳舞，本来她想回家，但想到回家就生气，于是她为了拖延时间加入到广场舞之中，很晚回家的时候，儿媳妇将家里收拾的干干净净，也许广场舞跳累了，余大姐很快进入了梦想……这是她很久以来睡得最香的一个觉。余大姐越来越体会到胡维勤老师话中的道理了……每当遇到不开心事情的时候，余大姐总能够找到转移视线的方法，这对她的病来说有极大的好处。

《黄帝内经》里面说道："恬淡虚无，真气从之；精神内守，病安从来。"也就告诉我们任何时候不要斤斤计较，其实有时候，看似对我们十分重要的东西，不过如此，甚至你很在乎的东西还深深地伤害了你，与其如此我们何必那么在乎呢？那么计较呢？更不要将心理的不快压抑在自己心中，尤其那些性格内向的人，结果长期的压抑不是精神出现了问题就是突然爆发伤害到身边的人，这样的爆发往往会伤害到别人的生命，所以当遇到不开心的时候不妨找个人倾诉，或者大醉一场，总之最好发泄出去，否则不仅伤害自己也可能伤害别人。对待周围的事情应该以平常心对待，看淡一些，自己没有能力改变一切，为何不走开，偏要拿这些事情伤害自己呢？有时候我们看到不对的东西，也许在当事人身上是很自然的事情，我们要学会做生活旁观者的智慧。当你将你的心态调整好了，生活幸福了，你的家庭也就幸福了，你就为你和你的家人创造了最大的幸福，同时也为国家创造了和谐与幸福，难道不是吗？

3. 吃出来的病就能吃回去

中国有一句老话："药补不如食补"。相比较西医多依赖现代化学药品的特点，中医更注重"食疗"，增加脏器的消化和吸收功能，从而杜绝了药物本身对于肌体的损害。正所谓"吃出来的病能吃回去"，我在何氏养生馆中，也经常提倡"食疗"观点，用食物的营养来预防疾病，推迟衰老，延年益寿，摆脱病痛的侵袭，保持机体的阴阳平衡，使其发挥正常功能，扶正祛邪，促使康复。

我的恩师，北京电视台《养生堂》嘉宾、中南海首长保健医——胡维勤教授，是食疗领域的大师、专家，他也经常来何氏养生馆坐诊，并和我们分享关于食疗的话题与故事。他曾经和我讲过这样一个故事，让我记忆颇深：

很多年前，我在养生馆里遇到一位邓师傅。邓师傅是一名某家大型重工业国企的领导，一辈子在工厂上班。虽然退休时升至副厂长，但年轻时因为赶上国家较为困难时期，当时吃饭很不规律，身体状况不是很好。到了退休那几年，经常发烧、感冒，身体非常虚弱，住院治疗成了家常便饭。

邓师傅的孩子告诉我，为了让父亲的身体早日康复，孩子们经

让生命之树常青

常会给邓师傅买各种补品，同时医生还开了不少药。邓师傅几乎每天都是在吃药、吃补品中度过的。因为邓师傅家境较好，因此诸如人参、何首乌这样的高级补品也经常炖着喝，但时间长了，邓师傅的健康状况不仅没有转好，反而更加虚弱，不时出现流鼻血、咯血等情况。医院查了多次，但也没有好的治疗手段。

当我听完孩子们的讲述，立刻判断：这是"大补"带来的问题：各种中药+西药，让邓师傅的身体已经无法承受。这些药品不是不好，但药本身就有一定的毒性，对于中老年人而言身体机能大大下降，很难承受这样的治疗方案。

所以，在我和邓师傅进行了深度交流之后，我对他说："尽可能停掉那些药品吧，不要吃那么多种。银耳、茯苓、莲子、山药、栗子、花生，这些食材可以多吃一些，比如银耳莲子粥等。"说完，我给他开了一系列食补方案，让他过一段再来看看。

果不其然，过了半年左右，当邓师傅再次出现在我面前时，整个人呈现出了截然不同的状态。尽管依旧有一些病态，但相比较过去，精神状态好了很多。我告诉邓师傅，继续坚持下去，两年时间一定会让自己健康起来！在我的建议下，邓师傅更加注重食补，结果没到两年，整个身体已经几乎完全恢复正常状态。

其实，恩师给邓师傅开出的"食补药方"，从本质上说也都属于中医范畴，如莲子、山药、花生等。但它们更侧重食材，既有补血益气、健脾和胃、滋补肝肾的作用，又不会像西药那样带有强烈的副作用，以及人参、何首乌等高级补品的"猛烈"。借助这些温和的食材，邓师傅的身体渐渐将营养物吸收，因此身体自然会渐渐转好。

食补也许不如西药那样立竿见影，需要一定的时间进行调理，但其温和的属性，会更让身体接受。看看那些长寿的人，他们有几个天天泡在药罐子中？从大自然中选择食材，尽可能在"饭"上下功夫，这是世界所有长寿者共同的"秘密"。并且，相比较西药的治标不治本，食疗主要选材于各类常见的食材，更注重事物的搭配和制作，不会像普通中药那样苦涩，甚至还有独特的清香和鲜美，因此不会有人对其产生排斥。

所以，在何氏养生馆中，我经常和客户们交流各种食疗的心得，尤其是那些企业领导。这些领导平常工作很忙，最担心的就是生病住院。因此必须从生活细节中入手，让自己保持健康。根据自己身体，制订一段时期内的食补方案，既让自己免去医院的奔波，同时可以轻松养生，这种疗法被越来越多企业领导所认同。那位邓厂长更是如今何氏养生馆的"食疗达人"，经常会分享一些创新的、富有成效的食疗食谱。

我希望看到更多的人走进何氏养生馆，一起分享食疗、食补的心得，我也会定期邀请胡维勤老师与大家交流、分享，帮助每个人在日常生活中学会养生，而不是单纯的依靠看病拿药来治疗。在此，我也分享一些食疗心得，这其中有一些是胡维勤老师所阐述的观点，也有我多年来为客户治疗的经验，期望能给各位朋友带来养生方面的建议。

对于日常吃饭，要尽可能做到"五色"。所谓五色，即是每顿饭尽可能包含五中颜色的食材：绿色食物、红色食物、黄色食物、白色食物、黑色食物。这五色食物，正与中医的"五行"相对照，分别可以对肝、心、脾、肺、肾进行滋补。

例如绿色食物，主要对肝脏、眼睛有着直接帮助。各类蔬菜、水果和海带、海藻等，就是典型的绿色食物。这类食材含有丰富的维生素C、胡萝卜素、无机盐以及其他维生素，是身体内不可缺少的微量元素，同时伴有清热、解毒、清补的功能作用，尤其对抗癌有着有促进。对于糖尿病和心血管疾病的人来说，这类食材糖分少、热量低，因此是较为适合的食疗食材。

红色食物，主要以肉类制品为主，如猪肉、牛肉、羊肉等。红色事物的特点在于蛋白质、脂肪和维生素A、维生素D、维生素B丰富，是我们日常获取蛋白质最重要的渠道。除此之外，西红柿、胡萝卜、红枣等，也是典型的红色食材。红色食物能够提供身体最基本需求的蛋白质、脂肪、胡萝卜素等，因此也是日常吃饭不可或缺的。按照中医五行学说，红色为火，故红色食物进入人体后可入心、入血，具有益气补血和促进血液、淋巴液生成的作用。

黑色食物，主要包括了黑芝麻、黑木耳、紫菜等，其颜色呈黑色或紫色、深褐色。黑色食物主要针对区域为肾，常食黑色食物可补肾。同时，对于动脉硬化、冠心病、脑中风等疾病有着很好的疗效。

与黑色食物相反的是白色食物，白色在五行中属金，入肺，利于益气。如牛奶、大米、鸡肉、鱼肉等，蛋白质丰富，对消除身体疲劳有很大的帮助。同时，白色食物的脂肪含量比红色食物肉类低得多，因此高血压、心脏病等患者，食用白色食物会更好。

五行中黄色为土，而黄色食物正集中于脾胃区域。黄色食物主要包括黄豆、花生等干果，另外还有南瓜、玉米、柠檬、黄花菜、橘子、橙子、木瓜、枇杷、白果等。黄色食物中维生素A、维生素D的含量均比较丰富。维生素A能保护肠道、呼吸道黏膜，减少胃炎等疾患发生；维生素D有促进钙、磷元素吸收的作用，能壮骨强筋。尤其对于一些肠胃不好的白领阶层、企业家来说，经常适用黄色食物，会大大改善自己的脾胃功能。

吃好五色食物，长寿不请自来。所以，只要每餐都吸收到五色的食品便可做到五行相生，达到调和五脏，从而滋补身体的机能。用吃来治病、养生，远比药物、补品更能平衡身体机能，从而达到理想的健康状态。

4. 水是人体的生命之源

《本草纲目》是我国最著名的医学巨著。在其开篇，网罗万象居于第一的是何灵丹妙药呢？是水。药补不如食补，这句话我们都听说过，但是现在，我要告诉大家这句话的后半句——食补不如水补。

为什么水补甚至比食补还要重要？这要从我们的身体说起。人体由25%的干物质（溶质）和75%的水（溶剂）构成，而最重要的是大脑组织，85%是水。也就是说，人体和地球其实非常相似：70%由水分组成。在水的分配法则中，大脑永远处于绝对优先的地位。

胡维勤老师有这样一个观点："通过水，我们可以看到整个世界，看到生命的历程，看到每一个围观个体。"对此，我也非常认同。无数中医巨作，都将"水"作为了阐述重点。如冬霜、腊雪、地浆、潦水等，不同的水，针对不同的疾病都有特殊疗效。

2010年的秋天，一个名叫董先生的企业家来到何氏养生馆，向我咨询内心的困惑。他说，自己每天工作都很忙，心理很焦虑，久而久之食欲不高，并且很容易发火生躁，公司的下属见到他就一脸恐惧。久而久之，他自己也变得敏感、焦虑，工作更加疲惫不堪。

听完董先生的叙述，我笑了笑，然后告诉他："你根本不必吃什么药，只要学会一点，就能摆脱这些问题！每两小时，喝一大杯白开水，喝完后先别着急工作，暂时放空自己两分钟！"

董先生尽管一开始半信半疑，但还是按我的建议去做了。仅仅过了一个星期，他和我说，小小的一杯水，让他的精神状态好了很多，不再冲动易怒。

精神状态好了，健康自然不请自来。其实，董先生并没有患任何病，只是内心的焦虑导致健康出了问题。而一杯水，则让他体内流失的水分重新回来，人体组成更为平衡，所以自然重新找回健康。

所以说，适当多喝水的确是一种非常健康又简单的保健方法，既可以让体内的各种垃圾顺利排出，又能够让心情得到平复。水补充得充分，自然就会排泄。而排放尿液，正是身体代谢废物排出的最主要通道。不爱喝水的人，自然排泄欲望也较低，各种垃圾、毒素在体内不断堆积，久而久之产生病变，让健康远离自我。在中医的观点中，水的代谢与五脏六腑有着直接关系，尤其是肾和脾。当肾不能主水，脾不能运化水湿时，水肿等疾病就会发生，直接导致健康状况日益下降。

其实，水补不仅是中医领域的重要观点，现代西医领域也越来越关注水对于生命的重要性。盘尼西林的发现者、诺贝尔奖得主亚历山大·佛莱明的学生——F·巴特曼就曾出版《水是最好的药》一书，并翻译成16种语言在全球发行。巴特曼通过自己的研究与临床实验，发现只用水就治愈了3000多名慢性疾病患者。

通过多年经验，我也总结出了喝水的四个好处：第一，补充人体必需的水分，让机能处于平衡之中；第二，有益于新陈代谢；第三，促进食物消化和血液循环；第四，保护皮肤。可以说，学会正确喝水，我们患病的可能性就降低了一半。尤其是对于我们女性而言，每天适当补水，非常有利于调整内分泌，起到滋润皮肤的功效。

当然，喝水也要讲究方式、方法。经常有客户问我："每天我该喝多少杯水？喝茶水可不可以代替白开水？"在我看来，每个人每天该喝多少水因体质而异，但至少要保证五杯水。尤其在睡前、起床后，必须摄入一定水量，以此降低血液浓度，冲淡积压液。同时，尽可能以白开水为主，尤其是每天的第一杯水。

还有两个禁忌，在此我也必须提醒各位朋友。只有学会正确喝水，我们的生命之树才能得到灌溉：

莫待口渴再饮水。喝水最忌讳的是口渴到不行，才想起拿起杯子。口渴，就意味着已经脱水，大脑中枢已发出要求补充水分的信号，身体机能已经出现问题。并且口渴时喝水很容易大口吞咽，无形之中将很多空气也咽下，从而导致打嗝不止或腹胀腹痛。所以，正确的喝水方法应当是每天喝5次左右，最好定时定量；同时，喝水时不妨先将水含在口中，再缓缓喝下，避免喝得太快导致肠胃不适。

对于中老年人来说，慢喝水是注意事项；而对于年轻人而言，不要总是用饮料替代水。不可否认，饮料的主要成分为水，但其中糖分、电解质物质较多，长期引用会给肠胃带来巨大的压力，甚至增加肾脏过滤的负担。尤其是对于含糖分较高的饮料来说，还容易导致心血管疾病的频发。此外，像夏日过于冰凉的水也尽可能少喝，它会给肠胃带来较大的刺激，诱发呕吐、血管破裂等。

如果我们的身体处于某种亚健康状态，同样可以借助一定入药类植物泡水，以此调整身体平衡。例如对于失眠，不妨利用酸枣仁泡水喝。酸枣仁性平、味甘、可入心经、肝经，具有养心安神、益阴敛汗的功效，因此对于烦躁不安、惊悸怔忡、烦渴、盗汗等心肝阴血不足症状的失眠患者来说，有非常明显的帮助。再如延胡索，其性温、味辛苦，可入肝经、胃经，具有活血行气、止痛安神的功效，对于经常腹痛、外伤肿痛的朋友来说，也会起到安神的作用。

归根结底，水，是人体的生命之源。所以无论我们的年龄多大，都必须学会正确喝水、养成喝水的习惯。这样才能保障身体健康，将长寿的基因植入体内。

5. 生活陋习不改，病痛不去

在很多男性的身上，都有抽烟喝酒的陋习。尽管电视上、报纸上各种烟酒危害的新闻层出不穷，但依然有一大批男士前赴后继地"跳入火坑"之中，心甘情愿地让各种毒素侵害自己的身体。

抽烟的危害毋庸置疑，三大"健康杀手"——癌症、心脏病、脑血管病，无一例外都与抽烟有着密切关系。有数字显示，患肺癌者十之八九都是吸烟客。有科学家曾经做过实验：1克重的烟碱能毒死300只兔或500只老鼠。倘若给人直接注射50毫克，那么这个人就会当场死亡，烟的可怕性可见一斑。"平均每吸一支烟会缩短11分钟的寿命，"里面的数字也许并不精准，但有一点可以肯定，不吸烟的人，会比吸烟者更为长寿，身体状态更好。

除了香烟本身的毒素，抽烟过程同样会伤害身体健康。胡维勤老师有这样一个理论，我也颇为赞同：抽烟时，需要先用打火机点烟，打火机的瞬间热量将会通过烟雾进入肺部，让人体的体温上升。尽管只是微量，但倘若长期如此，心肺必然火气旺盛，这就是为什么很多老烟民都有嗓子干、痛的症状。同时，香烟温度较高，会大大消耗体内津液，久而久之，阴虚火燥、干咳等疾病不请自来。毫不夸张地说，抽烟就意味着点燃了体内的"火"，让自己始终处于焦虑的状态。

不少男性还有饭后抽烟的习惯，并编出"饭后一支烟，赛过活神仙"的顺口溜，殊不知这会更加伤害身体。进餐之后，人的肠胃蠕动加强，血液循环加快。此时一旦抽烟，尼古丁、烟碱等诸多有害物质会更加轻松地进入人体，导致轻微中毒的情形出现。很多人之所以饭后抽烟会让精神平静下来，其实恰恰相反：吸烟时人易进入一种亢奋、烦躁的精神状态，而吸烟后脑部神经趋于平缓，因此才出现了心境放松的状态。也就是说，抽完烟后感受到的平静，恰恰是身体在"解毒"的状态。所以，有人才会说："饭后一支烟，杀死脑细胞"。

相比较男性，女性抽烟的危害则更大。烟草中的尼古丁能减少性激素的分泌量，出现月经失调，使月经初潮推迟、经期紊乱，更年期综合征提前到来。尤其是怀孕期间的女性，一旦有吸烟的习惯，那么很容易造成胎儿发育迟缓、发育畸形及低体重儿。所以无论在何氏养生馆还是其他场合，一旦看到有女性抽烟，我都会主动站出来，告诫她抽烟的危害性，并帮助她制定相应的戒烟方法。

全球每年有超过600万人死于吸烟，预计21世纪将有10亿人口因此死亡。中国作为一个烟草的种植、制造和消费大国，是世界吸烟问题的中心，每年有超过100万中国人死于吸烟。如果吸烟率的增长保持不变，到2030年，每年将有200万中国人因吸烟而丧生。

这是我在搜狐网站上看到的一则新闻，时间是2015年10月。如此庞大的数字，给每一个人都敲响了警钟。所以,心里想着要健康、长寿，手里的香烟却一支又一支，这样的人是不可能获得真正的健康的。

说完烟的危害，再来看酒。相比较抽烟，不少人对喝酒有这样的一种看法：酒是一种古老的饮品，几乎每个民族都有自己的独特酿酒技巧，因此酒没有什么危害，适当喝反而有助于健康。这种观点的确有一定道理：人在喝完酒后，会有体温增加、心跳加速的症状，在冬天时适当饮用，会起到地域寒冷的目的。中医也有理论说明：对于阳气不足的人，适当地喝酒会促进体内的阴阳达到平衡状态。

然而，这里所说的一切，前提都是"适量"。可是，对于现代人而言，有多少人可以真正把握这个度呢？一旦超过标准，势必会导致酒精中毒，严重者甚至会在鬼门关里走一遭。

何氏养生馆有一个客户，我们都称他为王先生。王先生的身体很好，近六十岁的人每天都会跑步五千米，还经常打篮球、钓鱼等，生活习惯可谓非常健康。不过有一年，他参加中学同学聚会，兴奋之中酒越喝越多，几小时就喝下了一斤多白酒。结果聚会结束，他便醉倒在酒店门前，陷入昏迷。老同学急忙将其送至医院，医生告知严重酒精中毒，抢救了近两小时才摆脱生命威胁。经过一个星期的治疗，王先生才顺利出院，但留下了手抖的后遗症，神经系统被严重损害。为此，我不得不给他开了一系列中医调理的药，并叮嘱他必须长期坚持服用，才有可能让受损的神经系统痊愈。

不可否认，现代人的应酬较多，尤其是对于忙碌的白领、管理者来说，经常需要在酒桌上谈工作、聊客户，势必会端起酒杯，尤

让生命之树常青

其在崇尚"酒文化"的中国。但是，酒如香烟一般，长期过度饮酒，会让酒精一直积蓄于体内之中，让五脏六腑"着火"。体热，则多燥，很容易导致器官出现病变，并且情绪始终处于亢奋、焦虑、狂躁之中。

对于酒，也许我们很难做到"滴酒不沾"，那么就必须掌握一定技巧，让酒精的伤害降到最低。首先，在饮酒前一定要吃饭，切记不可空腹饮酒，否则酒精会更容易进入血管。如果有可能，最好在饮酒前饮用一杯牛奶；其次，喝酒的时候应该多吃绿叶蔬菜，因为其中的抗氧化剂和维生素可保护肝脏；再次，一定要控制量，倘若出现头晕、兴奋度提升，切记不可再饮用，否则很容易导致宿醉的出现；最后，要控制数量。不要每天都在觥筹交错中生活，不管有多少工作需要在酒桌上完成。倘若表明自己的态度，那么很少会有人再强迫你继续饮酒。

抽烟与喝酒，都是非常不好的生活陋习，非常不利于健康。所以，"戒烟限酒"是每个人都应当严格遵循的。只有这样，我们的其他养生保健手段才行之有效，而不是被小小的一支烟、一杯酒毁灭。

6. 生物钟乱了，你的身体就乱了

经常有朋友问我："何老师，为什么您看起来永远都是那么精神饱满，精神状态这样好？是不是平常会吃一些特殊的保健品？"

面对这样的朋友，我总是会淡然一笑，然后反问一句："你们每天会几点睡觉，几点起床？"

结果，我得到的答案五花八门。有的人每天凌晨两点睡觉，六点起床；有的人没有固定时间，有时候通宵工作，再在白天补睡十几小时。尤其是对于各个企业的中高层领导来说，日夜颠倒、毫无规律的作息生活更是常见。

所以，我会和这些朋友说："生活如此不规律，怎么可能健康呢？"

生物钟这个词，我们都不陌生。在中华传统文化中，健康的生物钟，可以用四个字概括：起居有常。起居有常的人，才会健康长寿，否则自然"半百而衰"！所以，有些看起来功成名就的企业家，不过四五十岁却显得有些"苍老"，甚至私下的状态有些老态龙钟。相反，哪些生活在农村的种地人，尽管其貌不扬，没有大鱼大肉的生活，但每天"日出而作、日落而息"，所以身体反而更加健康，精神状态更加矍铄。甚至，我还邀请过部分老寿星亲临何氏养生馆，让他们现身说法。

王老是我熟知的一名书法家，已经年愈九旬，身体状态非常好，看上去就像七十岁的人。在何氏养生馆，他说："别看我年龄大，但眼睛不花、耳朵不聋，每天三顿饭吃得和小伙子一样，晚上还能喝两口！"

很多人对王老非常佩服，并咨询养生技巧。王老说，其实方法很简单：让生活作息规律起来，每天按时睡觉、按时起床，并做一定的锻炼活动。绝对杜绝熬夜、通宵喝酒等生活状态，让自己尽可能保持规律的生活。

"早晨六点起床，半小时的太极拳，然后吃早饭。休息半小时后，开始书画创作三小时。然后午饭、午睡。下午我会在自家小亭内会友，与朋友切磋书画技巧。晚上五点，去幼儿园接重孙子，然后我们爷俩在公园里遛个弯儿，聊聊天。晚饭后看会儿报纸、电视，九点写完日记，九点四十分准时上床。这就是我的生活，就是我长寿的诀窍。我知道在座的各位不少是企业家，可能会说自己很难完全规律化的生活，但其实我年轻时同样是工厂的领导，但依旧能够让生活很规律。其实，只要你愿意，就能拥有一个好的生物钟！"王老如此说道。

"只要愿意，就能拥有好的生物钟。"王老说的没错，总是借口"忙"，让自己的生活毫无规律，这是对自己不负责的态度。我亦是如此，每天同样有很多工作要做，很多朋友要见面，但我会每天对第二天做出准确的规划，尽可能不去打破生活规律。所以在很多人看来，尽管我早已告别"年轻"二字，但我的精神状态非常好，这一切都要归功于稳定的生物钟。

每个人都知道作息的重要性，没有好的作息，不可能有好的精神状态，各种疾病纷至沓来，谈何长寿？正如三国时期著名的丞相诸葛亮，每个人都佩服他的聪慧和机智，但他不过五十多岁就与世长辞。究其原因，就是因为长期睡眠不规律，对蜀国的所有事情事必躬亲，久而久之身体状况每况愈下，结果"出师未捷身先死，长使英雄泪满襟"。

再来看这样一组案例：

2013年7月12日上午，前御泥坊董事长因劳累过度，急性脑血栓重度昏迷，年仅36岁。

2008年11月7日，均瑶集团创始人王均瑶，因劳累过度，患肠癌，英年早逝，年仅38岁。

2010年4月4日，北京江民科技有限公司，江民杀毒软件创始人王江民先生，于京西信翔鱼池钓鱼时，心脏病突发，抢救无效去世，享年59岁。

2008年7月22日凌晨，同仁堂董事长张生瑜因心脏病突发于北京去世，年仅39岁。

2011年3月，中国服装界领军人物之一，汉帛集团有限公司董事长高志伟突发心肌梗塞而亡。这位企业家年仅55岁，生前患有高血压、糖尿病和冠状动脉硬化等多种慢性疾病。

2014年8月9日，天津荣程联合钢铁集团有限公司董事长张祥青突发心脏病医治无效去世，年仅47岁。

让生命之树常青

2010年12月30日，就在新年即将到来的前夕，张家港丰立集团董事长吴岳明突发脑溢血猝死，时年仅45岁。

2012年11月25日，中航工业沈阳飞机工业（集团）有限公司董事长、总经理，歼-15舰载机总指挥罗阳在随中国国产舰载机成功归来的航母辽宁舰上，突发心肌梗死、心源性猝死，因病情严重抢救无效，终年51岁。

以上的八个人，无一例外不是社会精英，是很多年轻人崇拜的商界偶像。在公开场合，他们无不风度翩翩，举手投足透出成功人士的气派；但私底下，各种加班、聚会、通宵工作等，早已让身体完全透支。不要说长寿，即便健康都是一种奢望。光鲜亮丽的背后，是每个人都患有各种不同的慢性、急性疾病。

所以，有一次我在养生馆与众多企业家分享"生活规律"的话题时，当谈起这些英年早逝的知名企业家，很多人都选择了沉默。有一个人说："现在想想，小品《不差钱》说得真对，'人生最痛苦的事，莫过于人死了，钱没花了'。"

起居没有规律，势必会造成过劳。一旦过劳持续累积，那么猝死就很有可能发生。所以，在何氏养生馆之中，尤其与企业家客户交流之时，我最关注的，就是他们的生活作息情况。一开始，绝大多数客户都告诉我，为了工作必须加班加点，结果身上一大堆毛病。不过值得庆幸的是，在养生馆经过一段调理和学习，他们开始尝试着规律化的生活，整个人的精神状态好了很多，各种病也逐渐远离。

我们总说，生命是一颗大树。树，有自己的成长规律，终日处于阴暗之中，从来没有光合作用，或是终日在太阳下暴晒，这样的树不可能成材，很快就会枯萎、衰败。生命亦是如此。违背规律，必然会遭受不可想象的打击。所以，要想健康长寿，必须学会顺应规律，让自己的生物钟健康起来、规律起来，这样我们的身体才能"拨乱反正"，才能实现长寿的梦想。

7. 好男人和好女人都是睡出来的

无论西医还是中医，"睡眠"都是衡量健康的重要标准。睡眠好的人，自然健康；睡眠不好的人，自然各种疾病缠身。秦朝时期的著名医学著作《十问》就曾这样写道："一昔不卧，百日不复"。意思是说一晚没睡觉带来的损失，用100天的补养未必能弥补回来。

邪之所凑，其气必虚。睡眠不好，会带来一系列难以想象的后果。不过，有很多人却不这么认为。曾经就有客户如此问我："何老师，您总说睡眠非常重要。可是我看有的人经常熬夜，不也没有什么问题吗？"

我说："的确，看起来这样的人很健康。可是他多大年纪？年轻的时候身体技能好，但过了35岁你且再看他，整个人的状态会怎样？即便现在，你问问他个人状态是否很好，是否有时会出现注意力难以集中，经常暴怒，甚至有一些隐形疾病？"

而现代科学技术，通过相关科学测试，发现睡眠与健康之间有密切关系。有睡眠实验室曾做过实验，让测试者每天仅睡四小时。结果一周之后，这些测试者都出现了头昏脑胀，不能集中注意力、记忆力明显减退、情绪烦躁不安的情况，严重者甚至表情呆滞，产生了沮丧、压抑、幻听、敏感乃至自杀的负面情绪。

这样的生活状态，谈何健康，谈何长寿？

很多人对睡眠都有不少误会，即便在养生馆，我也听到过客户这样和我说：

"何老师，我觉得一天睡五小时就够了。我真的好忙啊！"

"何老师，我更喜欢熬夜工作，然后白天补觉，睡眠的时间也足够。所以我想应该没什么问题吧？"

这样的观点，相信不少人都有。这些人，其实都没有了解到睡眠真正的意义。对于孩子来说，睡眠是孩子生长发育的基本保障。睡眠不足或睡眠混乱的孩子，生长激素明显不足，很容易导致身材矮小。而睡眠激素的生成，主要就是在睡眠过程中，尤其是在夜晚22时至凌晨1时。如果这个时间段内没有良好的睡眠保障，那么势必会导致生长发育不良。

良好的睡眠是孩子生长发育的依靠。因为促进孩子生长发育的生长激素是人体下丘脑所分泌的一种蛋白质，它具有促进肌肉、骨骼、内脏和结缔组织生长发育的重要作用。生长激素分泌不足或者过少，必定会导致身材矮小。而根据生长激素分泌的特定规律，人们在熟睡后才能分泌出生长激素，经过深睡1小时以后逐渐达到高峰，一般晚上22时至凌晨1时为生长激素分泌的高峰期。因此，对于长身体阶段的儿童来说，优质的睡眠足他们生长发育的基础。

即便成年人，也不能离开充足、健康的睡眠。睡眠的优劣与否，直接关系着人体的免疫力。优质睡眠能改善免疫系统，这种作用是由睡眠因子所引起的。人一旦进入睡眠，就会产生一种称为胞壁酸的睡眠因子，此因子促使白血球增多，巨噬细胞活跃，肝脏解毒功能增强，从而将侵入的细菌和病毒消灭。所以说，睡眠就是一种"治疗手段"。如果睡眠生物钟受到干扰，人体健康就会出现紊乱。

传统中医更是将睡眠做出了系统化的阐述。一天之中，子夜（即午夜0时）阴气最盛，达到顶点，继而走向衰落，而这时，阳气开始生发，经历整个上午，直到正午（即12时）到达极盛。此后，整个下午，阳气逐渐衰落。因此，按照中医理论，人在入夜以后，就需要安心静养了，这是在为子夜后的重新生发做准备。这是中国流传了几千年的"睡眠养生之道"，并不断得到验证。

无论我们是在职场打拼的男性，还是时尚爱美的女性，想要持续保持精力旺盛，就必须养成按时睡觉的习惯。固定好每天的睡觉时间，按时上床休息，才能保证健康。在这里，我也分享"睡个好觉"的一些方法，让我们的睡眠质量进一步提升：

首先，睡前不要吃东西。进入睡眠阶段后，肠胃道同样进入休息状态，消化功能降低，因此睡前吃东西很容易导致口臭、消化不良等。

其次，有的人喜欢睡前饮茶，这同样不是好习惯。因为茶叶中

让生命之树常青

182

的酶，会刺激大脑的中枢神经，导致久久难以入睡，并影响肠胃功能。不仅是茶，诸如咖啡、饮料等，都有这方面的问题，因此尽可能杜绝。

"食不言寝不语"，孔子的这句话不仅是礼仪，更是养生。因为带着怒火进入梦中，一来自己很难入睡，精神较为亢奋，二来很容易伤肝，导致衰老加速。睡眠同样是身体各个器官休息的时间段，所以尽可能让它们也安然入睡。

同样，酒精也是特别忌讳的。带着酒醉入睡，很容易出现呼吸性障碍，即两次打鼾，严重甚至还会导致窒息，不但能使血压升高，还能引起冠状动脉痉挛、心绞痛、心肌梗死，甚至因心脏功能紊乱而猝死。所以饮酒完尽可能让自己完全清醒后再入睡。

最后，则是尽可能避免开灯入睡。"睡觉不点灯，早起头不晕"，这句老话即说明，开着灯睡觉，很容易造成头疼，同时对眼睛也有不小的伤害。所以，开灯睡觉的习惯，应当尽可能改变。

以上这些内容，我在何氏养生馆中也经常与客户分享，胡维勤老师在坐诊时，也会不断和客户强调。而对于难以入睡、带有一定失眠问题的人，除了做好以上几点，不妨适当摄入热牛奶，同样可以起到促进睡眠的作用。

只有拥有好的睡眠，才能有好的精力去面对人生；只有拥有好的睡眠，身体机能才能处于最佳阶段，保证各个器官的健康。器官健康，是我们生存的基础；精力充沛，是我们做事业的先决条件。唯有拥有健康的睡眠，我们的生命之树才能常青，才能茁壮成长。

8. 给你的身体时常保养一下

如今，越来越多的人开始注意身体的保养。相比较过去，已经不再为温饱而发愁的人们，开始尝试借助各种手段调养身体，让机能尽可能处于最佳状态。

注重保养，这当然是好事。而对于国人而言，尤其喜欢用药补的方式来增强体质，保养肌体。毕竟，中医流传数千年，各种流派众多，并且补药多从大自然入手，与西医的化学药物相比，显然更加健康，因此更受推崇。何氏养生馆同样也有相应的保健滋补产品，帮助客户调整身心，并得到了很多客户的良好反馈。

不过，很多人都有这样一种误区：补药就是补品，只要是好的，就可以尽量多吃，以此达到保养目的。殊不知，中医讲究五行相克，只有对症下药，才能达到清理病理垃圾、强身健体的作用，否则就会起到相反的作用。

恩师胡维勤曾经和我讲过这样一个故事：

胡维勤老师有一个老邻居，两人经常走动，关系很好。老邻居有一个孙子，到了高考的年纪，他想着想给孙子增加营养，于是就善做主张，开始给孩子进补。过去，邻居的孙子每天都会喝鸡汤，早上还有一杯牛奶，因此身体非常结实；然而，老邻居却直接将自己珍藏了多年的老人参炖汤，让孙子喝了下去。

孙子不过十七岁左右，正是血气方刚、阳气旺盛的年纪。结果，喝了这锅参汤，直接导致人参中毒，当即送往医院。前前后后，花了一个多月的时间，这才出院。可惜的是，因为治病的缘故，孩子不得不放弃了当年的高考。

胡维勤老师得知了此事，批评了自己的邻居。邻居也是后悔不已，怪自己没有先咨询一下胡维勤老师。胡维勤老师根据实际情况重新抓药，给孩子进行调理。慢慢地，孩子的身体恢复了健康，然后选择复读。第二年，邻居的孙子终于考上大学。

胡维勤老师在给我讲述这个故事时，不断地和我强调："无论怎样的补品，切记不可随便给客户吃，否则不仅不能强身健体，反而会给人带来大麻烦！"这句话，我至今记忆犹新。

借助中医理论进行进补，切记不可盲目使用或滥用。倘若不清楚自己的体质，尽量不要随便服用。尤其对于孩子来说，身体机能尚未完全成熟，此时随意进补，很有可能导致急性中毒。就像小儿消化不良，如果用成人的方式进行调理，很有可能导致疳积的出现，严重者甚至发育迟缓、智商降低，并伴有腹痛、腹泻、容易感冒、睡眠不安等诸多问题。

再例如对于中年男性而言，很多人都有虚症的情况，需要进行一定进补。但是，虚症的具体情况有很多种，包括气虚、血虚、阴虚、阳虚这四类。如果不知道自己是哪种情况就随意乱补，反而有可能导致虚火旺盛，身体状态更加虚弱。

那么，如何才能借助补品达到保养身体的目的？在此我建议所有读者：一定要在相关专业中医师的指导下服用，并定期进行检查，如果发现有问题，立刻调整补品，这样才能起到益寿延年的目的。正所谓"见病不可乱补，一日误补，十日不复"，千万不可盲目做主，给未来带来隐患。同时，对于街边的一些"江湖郎中"，尽可能不要完全相信，即便拿到了药方，也应该咨询专业机构。就像何氏养生馆的不少客户，经常会拿着方子找到我，由我做出判断后再进补，这样就能有效避免被不良商家蒙骗。

当然，保养身体的方法有很多，补品仅仅只是一种方法。最健康有效的，当属各种中医理疗，如按摩、保健操等。就像何氏养生馆的正肌术，就非常受客户的欢迎。

有一次，有一位新客户慕名来到何氏养生馆，和我说因为工作的缘故，颈部、腰椎非常不舒服，体痛经常疼得让自己掉眼泪。她不是没有去做过一些按摩，但效果并不明显，通常在第二天就会出现明显的不舒服和疼痛。为此，她咨询我是否有更好的理疗方式。

听完她的讲述，我进一步咨询了很多问题，然后推荐她可以使用正肌术进行理疗。尽管一开始她担心和之前一样，不能取得很好的效果。但在我不断耐心讲解之下，她决定试一试。结果经过仅仅五次调理，她就发现有到很好的效果，并表示连续坐五小时竟然也没有疼痛，并一再表示与何氏养生馆相见很晚。

对于客户的褒奖，我自然非常高兴。我一再表示这是我们的使命，并一再提醒她："千万不可久坐，一定要注意保养，坐一段时间后一定要起来锻炼一下。"如今，这位客户早已治好了颈椎、腰椎的毛病，并成为了我们何氏养生馆最忠实的"粉丝"！

与各类补品相比，按摩、推拿、健身操等，显然更符合现代健康的理念。在运动中保养身体，既得到了锻炼，又让疾病烟消云散。所以，对于保养而言，万万不可仅仅只想着什么东西大补，而是应当根据自己的实际情况，进行相应方案的制订。

无论采用哪种身体保养手段，我们的最终目的，是为了让生理功能有所改变，增强体内的调节功能。在这里，我给大家分享一些日常的基础保养技巧，只要每天都可以坚持，那么同样能够起到保养身体的目的：

多菜少肉。肉类食品摄入过多，会导致血脂、血黏度升高，体重超标等。因此，多菜少肉才是健康的生活模式。蔬菜可以软化血管，增强毛细血管弹性，清热解毒，抗衰老。不过，也不必完全不吃肉类，尤其对于正在发育的青少年而言。尽可能做到每餐都能荤素搭配、素菜为主。

多浴少衣。适当减少衣服，尤其是在秋冬季节。只有让身体可以适应环境，毛细血管的收缩和扩张才能正常，并提升抵抗力。同时，还可以每日沐浴，让肌肤得到按摩，这样既能够保持血液通畅，又可以让皮肤得到水的滋润，尤其适合女性。

多动少停。无论工作如何忙，每天都应当抽出一定时间进行锻炼。锻炼的好处有很多，既能调节人体平衡增强免疫力，同时可以让情绪得到宣泄，杜绝心理疾病的困扰。

尽可能平静情绪。最重要的身体保健，在于情绪的控制。尤其对于中年人来说，如果情绪波动较强，那么无论怎样的调理手段都是无效的。相比较年轻人来说，中年人的心率、血压、血液循环等已经开始逐渐走弱，各器官的生理功能很容易受到干扰，更会影响身体机能。所以，学会淡泊名利，杜绝争强好胜，才是最重要的保养之道。

9. 你不动，生命就静止了

有这样一句话，每个人都非常熟悉：生命在于运动。从孩提时代开始，老师、长辈都会不断向我们灌输这个理念。然而伴随着时光的不断流逝，似乎越来越多的人却逐渐忘记了这一重要的养生理念，变得越来越懒惰，越来越不愿意动弹。

生命对于每个人而言，都是极其宝贵，同样也极其脆弱的。想要让生命之树不断生长，自然离不开运动。不过，我听过很多客户向我如此抱怨："何老师，我每天实在太忙了。公司的事情做完，基本上已经到了晚上6点多。北京的交通非常拥堵，到了家几乎就是8点左右，吃晚饭几乎就已经9点多，浑身疲惫得不行，这还谈何什么运动呢？"

面对这样的抱怨，我只能这样说，以诸多借口逃避运动，这是对自己生命的不负责！人生苦短，犹如白驹过隙，什么事情会比自己的生命、自己的健康更重要？运动本身，已经为人们指明了预防疾病、消除疲劳、获取健康长寿的方向，这远比吃补品、上医院要更有效得多！并且更加经济，是最具性价比的长寿秘诀。所以，不愿运动的人，生命将就此静止，无论吃多少补品都是于事无补。

我的恩师胡维勤老师，从中医的角度，根据时令制定出了一套运动建议及注意事项，对人体的健康非常有帮助。随着季节的变化做出相应运动计划的调整，这样才能收到最好的锻炼效果；否则，就有可能适得其反。在此，我也与大家一起分享。

春季之时，由于天气较为干燥，气温变化较大，因此流行病大大增多。在这个时节锻炼身体，一定要注意衣着，尽可能跟随天气变化而增减衣服，尤其是要注意防寒保暖。有些人喜欢在运动结束后脱去上衣或饮用冷饮，这个不良习惯必须加以调整。最好的方法，是锻炼后用干毛巾将汗水擦拭。

由于春季气温较低，因此我们在锻炼时，应尽可能在阳光下进行，时间也不要太早或太晚，清晨六点三十分至八点最为事宜。有些人习惯清晨五点左右就开始锻炼，但春季时节气温较低，因此这个时间段锻炼很容易让湿冷之气进入体内，反而影响身体健康。同时，春季也是百花盛开、风沙较大的季节，因此同样需要避免花粉过敏和风沙的侵袭。倘若室外风沙较大，尤其是沙尘暴爆发的时候，尽可能避免室外活动，改为室内锻炼。

到了夏天，由于气温急剧上升，这个阶段进行锻炼，一定要避免过于剧烈的运动，尤其是高温时间段，如上午11点到下午4点，这个阶段尽可能避免消耗量较大的户外活动。那些专业运动员，如欧洲职业足球联赛，都会在6月底结束一个赛季的杯赛，让球员进行两个月左右的休息，就是为了避免酷暑对于身体的伤害。职业运动员尚且如此，更何况我们呢？

一般来说，夏季的锻炼，适宜在清晨五点半到七点、傍晚七点到八点进行。同时，还应该佩戴遮阳帽，穿着透气性好、质地柔软、宽松舒适的衣服。而夏季人的消耗量较大，新陈代谢较快，因此运动半小时左右，就应当进行适当休息，喝一些淡盐水或清凉型饮品，如绿豆汤、果汁等。

在此，我还要提醒读者一个养生"误区"。有的人在夏季锻炼完毕后，很喜欢冲洗凉水澡，但这种习惯是恰恰要不得的。运动后身体温度较高，毛细血管呈现扩张的状态，并且比其他季节更为明显，一旦受到凉水的刺激，很容易造成出汗散热受阻，热气在体内无法散发，增加心脏负担，很容易患上感冒、肠胃痉挛、抽筋的现象。所以，运动后冲洗温水，才是对身体有帮助的手段。

进入秋季，到了最适合锻炼的时节。因为秋季天高气爽、气温事宜，并且较之春季空气质量更高。而在中医理念中，秋季是收敛内养的时节，这个阶段的运动量不宜过大，但可以很丰富，如太极拳、五禽戏等中国传统养生保健，足球、篮球等现代运动，都可以淋漓畅快地进行。而对于秋季较为干燥的地区，也不妨吃一些滋阴润肺的食物，如梨、芝麻、蜂蜜、银耳等，可以调理身体机能，让运动效果更为明显。

秋季最适宜的两项户外运动，就是登高和慢跑。登高可以提升肺活量，促进血液循环，让脑血流增加。同时，登山时随着海拔的提升，气压开始降低，会促进生理功能进一步变化，尤其对哮喘等疾病能够起到有效的辅助作用，降低血糖。同时，登高的过程中，我们还会欣赏到大自然的美景，用相机记录下来沿途风景，无形之中让自己的心情也得以好转，因此何乐而不为？

当然，对于年老体弱者，不必刻意追求登山的高度和时间，只要得到适当锻炼即可。秋季温差较大，因此登山时一定要注意保暖，尽可能避开清晨和傍晚。量力而行，方能起到锻炼身心的目的。

相比较登山，慢跑几乎适合所有年龄层的人。慢跑可以增强血液循环，改善心功能，减轻脑动脉硬化，刺激新陈代谢，增加能量消耗。因此无论是需要提升身体素质的中老年人，还是想要减肥的爱美女士，都可以得到锻炼。慢跑的过程，实际上正是一种"空气浴"——在大自然中奔跑，呼吸着新鲜的空气，会大大缓解精神疲惫、四肢无力，工作效率下降的现象。

冬季天气寒冷，中国部分地区甚至能达到零下二三十摄氏度，因此这个季节的锻炼更考验人。冬季锻炼，必须做好热身运动，同时穿戴保暖效果好的衣物，万万不可为了锻炼"轻装上阵"，反而诱发感冒等疾病。如果气温过低，尤其是大雪天气、地面结冰天气，可以暂停锻炼。

户外锻炼，一定要注意气候，根据不同时令，将运动项目进行调整。我曾听过胡维勤老师讲过这样一个故事，在此分享给大家引以为戒：

有一年夏天，天气异常炎热。胡维勤老师治疗的一个老病人依旧保持锻炼，在34℃的高温下还进行户外慢走，结果因天热中暑被送往医院急救，直到一个多月后才康复。胡维勤老师告诉老人，无论多么希望通过锻炼增强体质，必须遵循"辨季施炼"的原则。

身体是革命的本钱，不注意锻炼的人，有再多的抱负也是奢望。不可否认，现代人工作较为忙碌，锻炼的时间有限，因此就更加需要因地制宜，如工作两小时后在办公室走上几圈、爬爬楼梯，周末时一家人参加一些集体户外活动，这都可以起到锻炼身体的目的。唯有多锻炼、多动，找到适合自身条件的运动，才能强身健体、益寿延年。

10. 做好自己生命的管理者

　　我们很多的时候听到"因地制宜"针对养生来说更应该"因体质制宜"，由于每个人的体质不同，如果所有的症状都一刀切，不仅起不到真正治疗的作用，还有可能危及病人的生命，所以根据每个人的体质的不同采用不同的调理方法，才能达到真正的药到病除。说到这里很多人就要问了："怎么判断自己是什么体质呢？"下面我简单说一下：

　　体质就是人体因先天遗传和后天环境的影响所产生的身体特质。人体的体质主要分为四种：寒、热、虚、实。随着医疗科技的发展与人们的日常生活起居等不同，从原有的四种体质中有衍生出了更多类型的体质。如：平和体质、气虚体质、阳虚体质、阳盛体质、血瘀体质、痰湿体质、湿热体质、阴虚体质、气郁体质。在这九种体质中只有平和体质是一种健康的体质，其他几种体质都属于一种亚健康状态。

　　当判断清楚每个人的体质属性的时候，才能有针对性地制订调理方案，比如从日常的生活起居、运动锻炼、用药、心态、保健等方面进行合理的调理才能达到事半功倍的效果，才能在最短的时间内减轻患者的痛苦。

　　胡维勤老师在临床的过程中发现痰湿体质的人得糖尿病、痛风、高血脂、冠心病的概率比较高。阴虚体质在饮食上应该少食冷饮、西瓜、西红柿、生菜等寒性食物，多食牛羊肉、韭菜、红枣等。阳虚体质的人在用药的时候慎用寒性药物。

　　胡维勤老师曾经接待过这么一个患者让我记忆犹新。当时是一个酷热难耐的夏季，当这个患者走进来的时候穿得严严实实，仿佛他经历的是冬季一般。起初胡维勤老师以为该患者是出于礼貌才将自己打扮成这个样子，便对患者说你是患者我是医生，没有必要穿戴如此严肃，让这个患者可以将外胎脱掉。结果患者没有动，胡维勤又说了一遍，这次患者显得有些尴尬了，赶紧解释说自己不能受凉，否则会闹几天肚子的。虽然患者只是简单的一句话，但是胡维勤老师基本已经判断清楚这个人属于阳虚体质了。

　　后来经过胡维勤老师进一步的检查果真这个患者属于阳虚体质。什么导致了阳虚体质呢？一方面就是父母亲属于阳虚体质遗传给了儿女；另一方面就是母亲在怀孕的时候吃了寒凉的食物太多；还有一种情况也可能造成阳虚，比如出生之后不良的饮食习惯和生活起居也可以导致阳虚体质。

　　于是，胡维勤老师根据这个患者的具体情况帮助他找到了调理的方案。在气场生活中不要贪凉，最好能够避开有"阴凉"的地方，在室内尽量不开空调，可以适当开一下风扇。如果必须要开空调，那么最好穿上一层衣服，不要赤膊，也不要露大腿，裤子最好能够超过膝盖，也很有必要穿上袜子。冬季的时候应该多吃一些牛羊肉、腰果、核桃等温补食物。另外，保证充足的睡眠时间，不要熬夜，更不要赖床，保证正常的生物钟不要打乱，还应该多运动，临床看来运动几乎是治疗百病的一个很好的方法，可见，运动对健康的重要性。难怪有生命在于运动这一说法。

我国很大一部分人的体质属于痰湿体质，这种体质的人总感觉自己的头好像被东西箍住了一般，难受之极，时刻要爆炸的感觉，另外脸上容易长痘痘、口气很重，脸颊时刻油腻，情绪波动较大，时刻处于紧张压抑的状态，更严重的患者引起内分泌失调，肝胆等方面器官出现问题。

最近我们何氏养生馆也接待了一位女孩，她是外国语学院的研究生，不仅人长得漂亮，而且还会五个国家的语言。因为她的优秀很快受到了北京一家跨国公司的青睐，正式录用。谁知道这个研究生同班的一个女生也在和她同时竞争这个岗位却失败了，这个女的嫉妒心很强，于是到处给这个研究生造谣。针对涉世未深的研究生来说犹如晴天霹雳。于是她整夜的失眠、口臭，接踵而来的是本来俊俏的脸蛋上长满了痘痘，本来很自信的她变得越来越不自信了，甚至打算放弃跨国公司。

我很心疼这个女孩，于是，我先给她开了一个疗程的中药，虽然吃药可以解决燃眉之急，但是要彻底的治愈，必须依靠日常生活中的调理。于是我告诉她，在这个炎热的季节，要学会避暑，要尽量避开酷暑，也要勤换衣服勤洗澡，这样容易促进血液循环，促进新陈代谢，散发热量，避免湿邪郁积在体内；还要适当的运动，这样一方面增强体质，还可以加速血液流速，利于代谢排出；作息时间要规律，保证睡眠时间，拒绝熬夜；少甜少辣，戒油戒烟，因为甜腻与辛辣，抽烟、喝酒都可能导致体内湿热增加。

当我在后来追踪调查的时候，这个研究生很兴奋地告诉她已经到这家跨国公司上班了，听到她开心的笑声，我的心理也很开心。

因此，我们在为患者调理身体的时候首先进行体检，判断其体质，然后根据每个人患者的体质不同，我们有目标、有计划、有针对性地制订调理方案，这样不仅在短时间内能够解决患者的痛苦，也为我们节省了更多的时间和精力。但我在这里要强调一下，一个人生活的环境在变化，遇到的事情也在变化，性格与心情也在变化，那么人的体质也在发生变化，每一次调理之前最好都能够对体质做一个检查，这样做不仅是对患者负责，同时也是我们何氏的医德体现。

让生命之树常青

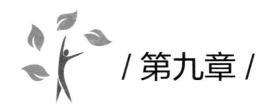

/第九章/

在生命中遇到更好的自己

佛曰：种如是因，收如是果，一切唯心造。你有什么样的心态，就会收获什么样的生活。爱读书的你，自然透出让人舒怡的书卷之气；善用养生术的你，会透出旺盛的生命力；懂得调剂内心的你，即便身处窘境，却依旧从容不迫，须臾间触底反弹。正所谓"圣人胜心，众人胜欲"，当你遇到生命中更好的自己，用宽广的胸襟面对整个世界，那么你收获的将不仅是健康、长寿，更是一种超越凡俗的境界，从此笑看人生风云路！

1. 用养生术让自己永远健康

中国文化博大精深、源远流长，有太多的文化精髓值得今天的我们去学习、去领悟。我的恩师胡维勤，多年来一直做中华文化孜孜以求的"摆渡者"，在行医行善、救死扶伤的路上，创造出了一个又一个业界神话。师从胡维勤老师的同时，我耳濡目染的对中华传统文化也有了更深入的了解，尤其是养生术。

养生，是中医理论中一个十分重要的分类。先秦时期，这一理论就已出现，一直到今天发展了数千年，造就了一个又一个医学奇迹。无论寻常百姓还是达官贵人，甚至深山修道的道士，无一例外都感受到养生带来的作用。到了今天，养生作为中医的重要组成部分，甚至走出了国门，在全世界收到广泛赞誉。就连2015年荣获诺贝尔医学奖的屠呦呦女士，其发现的青蒿素，灵感正来源于东晋著名医药学家葛洪所著的《肘后备急方》。

与西医相比，中医的养生术更注重肉体与心灵的结合，而不是单纯地局限于某个细节。比如，养生术可以在日常锻炼中灵活运用，不必完全依赖各种昂贵庞大的医疗设备。许多人用五禽戏、八段锦等养生术来强身健体。除五禽戏等健身气功此之外，还有一些

让生命之树常青

按摩、沐浴之道，同样可以起到很好的养生效果。

当然，中医流派众多，每家养生术都有不同的特点。我们可以根据自身情况选择合适的养生术来进行学习，通过锻炼让自己身体保持最佳状态，远离疾病的骚扰，保持内心健康。在这里，我与大家分享几个最常见的养生之道，它几乎是所有中医流派的根本。把这几个养生之道融入日常锻炼中，可以让生命之树始终处于旺盛、常青的状态。

首先，尽可能学会心宽。所谓心宽能容，心静则安。无论哪一种养生手段，都讲究心平气和。终日处于狂躁之中的人，即便采取如何高明的养生手段，都难以见效。正如《黄帝内经》所说："悲哀忧愁则心动，心动则五脏六腑皆摇。"所以，在日常生活中，"不以物喜，不以己悲"，这样五脏六腑才能保证健康。

其次，要适当锻炼，才能百病不侵。所谓"气血流动，则百病不生。"气与血，是中医的重要理论，直接关乎人体健康。而想让气血达到最佳状态，就必须进行合理的运动。合理运动不仅要量力而行，而且，我们要养成时常锻炼的好习惯。量力而行，运动量既不能太多，也不能太小。对于有些老人，或是阳气不足的人来说，不建议进行太剧烈的运动，不妨多练习太极拳、八段锦等养生术，以此达到调节气血的目的。

再次，口味清淡方能养生。鱼生火，肉生痰，中医养生中，非常讲究"清淡"，提倡健康饮食。对于现代人来说，工作压力巨大、生活节奏飞快，麻辣食品的确可以起到缓解压力、提升精力的目的。但从长远来看，这种饮食习惯并不利于健康。进食太多油腻

第九章 "十大健康基石"为生命保驾护航

辛辣的食物，易生热、生湿、生痰，从而化生百病。经常吃些清淡食品，有助于化解内心的火气。内火少，则热病不生；欲念清淡，病无从来。比如，大家每天可以在晚饭时喝一碗淡粥，化解体内一天的热气，同时起到养胃、促消化的目的。

中医有这样一个理论："养生在动，养心在静。"静与动的结合，是养生术的核心。打坐就是一种养生之道。打坐，即为静坐，让自己的思绪放空，促使阴阳平衡，经络疏通，气血顺畅，从而达到益寿延年之目的。

打坐是成本最低的养生术，只需有一个安静的环境，即可端正身姿，闭目休息。在打坐时，应当下颌微收，背伸直，两肩下垂，全身放松，闭目闭口，舌抵上腭，两手交叉放于腹部，用丹田之气呼吸，让气息贯穿于整个身体。打坐每天都可以进行，每次进行半小时到一小时即可。只要坚持一段时间，我们就可以发现：自己的心、脑更加灵活，呼吸更为顺畅，遇事也会平静许多。

中医讲究理疗，术养正是理疗的典型代表。它不借助任何食物与药材，而是利用按摩、推拿、针灸、沐浴、熨烫、磁吸、器物刺激等疗法进行养生治疗。例如何氏养生馆中的正肌术，就是术养的一种。正肌术非常受客户们欢迎，可以说是何氏养生馆中的金牌项目。术养的方法流派众多，一定要选择正规、老字号的养生馆进行，避免因不当的按摩手法给自己带来麻烦。

对于现代人，尤其是很多常坐办公室的白领一族而言，怎样的养生术最适合锻炼？毫无疑问，踮脚养生术最为适合上班族，它不仅没有场地限制，并且耗时不长，不会耽误太多的工作。

踮脚养生术的练习方法是：将脚跟抬起，脚后跟离地1厘米，然后用力放下。30组为一次，一次控制在1秒，每天锻炼5次左右。一天仅需10分钟，即可有效缓解久坐或久站后的下肢酸胀、乏力，促进下肢血液回流，预防下肢静脉曲张，可以说是性价比最高的"办公室养生术"。

总之，中医养生最忌讳的是"拿来主义"，自己一味地跟风效仿别人，全然不看此养生术是否适合自己。自己体质虚弱、阳火旺盛，却每日饮用补酒，不仅不能改善体制，反而会让身体进一步垮掉。所以我们要因人、因地、因时而异，用不同的养生方法来自我身心休养。正所谓审因施养和辨证施养，才能达到最好的效果。我建议亲爱的读者们，不妨咨询专业中医医师再进行。何氏养生馆的大门，向每一位健康爱好者敞开。

学会养生之术，用养生之道滋润心脾、提升身心健康，这样我们才能掌控生命，青春常驻。所以，与其终日陷入求医问药，不如巧用养生术找到健康，遇见生命中最好的自己！

2. 用书"装饰"自己，培养由内而外的气质

"腹有诗书芳自华"，这句话相信我们都不陌生。很多人总在想，该如何才能提升自己的气质，该如何才能像真正的才子、才

女，如钱锺书、林徽因、陆小曼那样，举手投足之间展现出令人难忘的气质呢？即便自身才华有限，最起码也能给人带来一种淑仪的大家之气？

为了提升自身气质，有的人选择参与各种高端场合的社交，希望通过结交乃至模仿心仪之人提升自己的内涵；有的人则参加各种礼仪培训班，想要通过系统的训练，提升自身气质。这些方法都没有错，也许最终都能达到良好效果，但是这个过程时间过长。毕竟，参与社交活动会邂逅什么样的人，我们一开始无从预知。礼仪课的确能够达到提升修养的目的，但"腹中空"的问题，却没有得到根本解决。

提升自身气质，打造舒适、典雅、具有文化内涵的形象，最行之有效的手段就是多读书。正如一开始的那句话，腹中有诗书，谈吐自然与众不同。各种典故、诗词信手拈来，自然会给人留下谈吐不凡的印象。也许这个人并非侃侃而谈，但只要他一开口，周围人都被他吸引过来，愿意聆听他的讲话。这个时候，他的气质显露无疑。

也许在我们每个人的身边，都会有这样一个朋友：她不是最漂亮的那一个，也很少穿着高档服装。平时习惯素面朝天；但走在人群之中，她似乎总是格外引人瞩目。她所散发出的气质，所透露出的修养，以及开口说话时的模样和内容，让她显得与众不同。因为，看过的书就是她们最经久耐用的装扮。尤其是在公开场合的社交活动中，她们就像一只天鹅一般，让人如沐春风。

有一年，我在北京参加某个大型活动，参与人员除了商界人士，还有不少文化界名人。主持人为了调节气氛，于是邀请现场的女性上台互动。一开始，一个漂亮女生被主持人邀请上台，参与成语接龙的游戏。刚开始漂亮女孩扮可爱、讲笑话，观众们对她都纷纷鼓掌；后来主持人开始游戏，刚说了个"朝三暮四"，女生却支支吾吾回答不上来，表情很是窘迫。台下开始窃窃私语，我亲耳听见有人说："哎，原来也是个花瓶，可惜了！"

多亏主持人的圆场，这名女孩子还算顺利地结束了游戏，但却面容难堪地走下了舞台。我无意间看到，回到座位的她一脸难过，甚至有落泪的神情。也许她很后悔，自己的文化素养不够，在这样重要的活动上贻笑大方。

片刻，又有一名女性走上舞台，与前一位不同的是，这位女性虽然没有扮可爱、讲笑话，但态度却不卑不亢，主持人抛出的成语也对答如流，甚至让主持人有些词穷。主持人说："我猜想，您一定是某个教授的女儿，出身于书香门第。或者说，您的朋友一定都是文化大师！您平时耳濡目染，所以才能出口成章！"

这时，这位女性说："不，其实我就是来自于安徽的一个小县城。从小我的朋友也不多，最好的朋友就是书。如果不是爱读书，说不定现在我还在小县城做一名普通铁路工人呢！是读书改变了我的命运！"

顿时，台下响起了热烈的掌声。随后，这位女性在主持人的引导下，讲述了自己的成长故事，谁都没有想到，这位从农村出生的女孩子，却正是凭借着爱读书、爱写作的习惯，一点点走出了大山，走进了京城，并且自己出版的第一本小说集即将上市。活动结束后，不少人和这位女性交换名片，并且表示愿意进行更多合作。

这件事过去很久之后，我还与第一位漂亮女生见过面。说起那次活动，她依旧一脸羞涩，腼腆的说："哎，没文化真可怕！从那以后，我真的开始学着那位姐姐说的那样，开始读书。希望有一天，我不会再出那样的丑了……"她知道，尽管自己面容姣好，但是因为不爱读书，腹中无物闹笑话。更重要的是，自己的窘迫与第二个女性的得心应手形成了鲜明对比，自己心绪大乱，气质尽失。

其实，没有人愿意被人留下"没文化"的印象。所以，即便一个人外貌再惊为天人，但倘若"出口成脏"，或很容易被人看穿文化素养有限，那么自然就会被他人贴上"没文化"的标签。尤其是对于女孩子而言，被人称作"没文化"甚至比"不漂亮"还要难听，还要难以接受。这一点，我们可以从很多影视作品中窥之一二：那些外表青春靓丽却谈吐不佳的漂亮女生，尽管很养眼，但很难成为电影中的女一号，通常都是以配角或者花瓶角色出现。

爱读书的人，为人处世、谈吐显得从容、得体，往往给人印象深刻。通过读书，他们领悟到了不一样的生活哲理，也知道说话做事的分寸。即使其自己被临时推到台前，他们阅遍群书、胸有成竹，照样出口成章，而不是人云亦云。不少人都有这样的毛病：一旦即兴演讲就会口不择言，前言不搭后语，引得台下哄然大笑，不但让不少人当作笑话，自己的那份窘迫都难以化解。一旦如此，我们谈何平复心情，谈何让自己最好的一面得以展示？所以，无论任何一个时代，才子、才女的才情才是最容易让人记住的。他们会从读书中完善自我，不仅从思想上成就着自己理想的人格，而且把读

让生命之树常青

书与处事相结合，更好的入世。在书香的熏陶下，变得明智高雅，气宇轩昂，不断提升自己作为一个当代文明人的"气质"。

书能够净化人的心灵，让人从文字中学会思考、学会观察、学会走出自己的狭小的圈子，在思想的海洋中远行。而人的气质，又与心灵息息相关，我们很少看到那些气质不佳的人徜徉在书海里。无论钱锺书、林徽因还是马云、白岩松，这些让人敬佩的文化人、商人、主持人，无一例外都会在闲暇之时走进书的世界。腹有诗书气自华，他们所散发出的气场让人信赖，所展现出的态度也是不卑不亢，很少出现强烈的情绪波动。

每天，我也会进行阅读，哪怕时间再短，也许是在飞机上，也许是在睡觉前，但手边始终都有一本书的陪伴。所以，要想让自己散发出吸引人的魅力，让自己学会控制情绪，那么就尝试着去读书吧！哪怕一开始仅仅只是喜欢读小说、故事书也无妨。读书可以让我们"走进"别人的生活，体味不一样的人生；还可以增加自己的故事储备，一旦遇到即兴讲故事的场合，也可以信手拈来、侃侃而谈。

3. 谁说只有有钱人才可以小资

小资这个词，不知道从哪个年代流入中国，并很快成为了潮流的代名词。"小资"有一个明显特点：追求内心体验、物质和精神双重享受，很注重品质生活。在与人交流之时，会透出对情趣的追求，例如热爱文学、戏剧、音乐等。可以说，小资就是一种个人品味的标签。

同时，小资的人给我们留下的的人格魅力，还有恬静——行为举止让人赏心悦目，不会产生厌烦；热情——对喜欢的事物有着特别的迷恋，如咖啡、音乐，并且品质较高；热衷于学习——对于爱好喜欢钻研，如插花、陶艺等，会参加各类培训班，提升自身技能。

所以，当我们身边有了这样一个"小资"朋友时，势必会产生一种向心力。他往往是小群体内的核心，因为他格调高雅，知识储备较高，同时还有很强烈的热情，所以自然被人信赖。而他们的状态也是让人无比羡慕：经常阅读，参与各种沙龙，来一场精彩的旅行……似乎这样的人，生活无比充实，让人几乎找不到缺点。

所以，谁不愿以成为一名"小资"，社不愿意有丰富的情趣呢？

何氏养生馆里的一个年轻工作人员，就让我也非常羡慕：

小刘是个多才多艺的女生，来何氏养生馆工作时，不过24岁，刚刚大学毕业。尽管年龄不大，可她的生活却似乎非常充实。每天下班后，她会去通州的一家美陶馆学习，时不时就会烧制一些精美的瓷器送给大家；休假时，会抽出半天时间，到国家图书馆借阅一定的书籍，然后睡前阅读。这些书，既包括通俗小说，也有一些宗教类、心里类专业书籍，因此在何氏养生馆中，她虽然只是文职工作人员，但也经常会和客户聊天，帮客户排忧解难。我不止一次听到客户向我反映，这位小姑娘很招人喜欢，说出来的话让人耳目清新。

让生命之树常青

渐渐地，小刘在何氏养生馆甚至有了自己的"粉丝群"，经常有人咨询她周末去哪里玩好，或是有什么好书值得推荐。而在年底的年会上，小刘甚至还露了一手才艺：弹奏了一曲钢琴曲。才艺结束后，所有人都向她送去了热烈的掌声。

小刘和我说过，生活本应当就是多彩多姿的。若每天只有单调空虚的状态，毫无兴趣爱好，这样的生活无异于行尸走肉！一个健康的人，不应只追求财富，更应该追求更广阔的精神世界，做一名名副其实的"小资"。

对于小刘，我当然送上了最真诚的祝福。试想，谁不愿意做一个这样的小资呢？工作积极向上，生活多彩多姿，这样的人从内至外都散发出了一种自信的魅力，在茫茫人海中就是让人最过目不忘的那一个。因这独特的"小资"，小刘有很多优秀的异性追求者，因为这样的女孩谁不喜欢？

也许，有人会反驳："小资"是年轻人的事情，并且需要建立在一定财富基础之上！对于终日需要为生活打拼的人，怎么敢奢望追求小资生活？

的确，小资从某种程度上，是一种自身经济实力的反映。但是，如果将小资和"有钱"画等号，这显然是有失偏颇的。正如小刘，据我所致她的家庭同样是工薪阶层，来北京打拼，而且并没有什么靠山，完全需要依靠自己的双手勤劳致富。但是，这并不妨碍她对于"品质生活"的追求。

那么，什么才是真正的小资？最关键的标准在于——情趣。

所谓情趣，不仅只是爱好这么简单。如果说爱好是路边的一朵小花，往往很容易遭受暴风骤雨的侵袭落败。忙碌的工作、生活的压力，让我们不得不放弃爱好；那么情趣则是根植于土地之中的追求。无论生活状态如何，都不会影响自己对爱好的深度挖掘！哪怕每天只有二十分钟，都可以拿出口琴，吹上一段练习曲；或者朗诵一段诗歌，写上一段文字。

这正是为什么，有人说起小资会嗤之以鼻：他所接触过的小资，过于流于表面，用经济与生活画等号，矫揉造作毫无内涵，充其量是"伪小资"。而真正的小资，则有丰富的情趣，并且不会被外界所影响，即便经济条件有限，也会创造出自己的别样生活。

就像小刘，她的阅读书籍的来源是通过图书馆借阅，这种方式非常具有"性价比"。中国几乎所有的图书馆都是免费开放，仅需非常便宜的押金即可办理借阅证，这与经济条件有关系吗？还有很多人，会利用各种废弃物创造美的事物，如碎布打造的壁画，几乎毫无成本可言，但却品味高雅，这同样是小资的一种体现。

与其抱怨自己的状态不佳，倒不如找到自己的情趣所在，用爱好换回对生活的热爱。那些总是抱怨生活的人，最大的问题不在于生活对不起自己，而是因为将自己的宝贵时间白白浪费。结果，负面情绪被他人鄙夷，自己会陷入更深的抱怨之中，心绪失衡，百病缠身。

更不要做的，是用借口逃避对"小资"的追求。即便生活再忙，我们每天连十五分钟都抽不出来吗？也许正是这十年如一日的每天十五分钟，却让我们可以在几年后成为某个领域的翘楚！这个故事，相信多数人都不陌生：

安娜很喜欢拉小提琴，但是她没有钱请老师，也没有那么多时间去练习。为了不影响别人，她每天只好跑到公园深处，用十五分钟练琴。一开始，她拉得很难听，自己好几次哭着想要放弃。后来，一位老人走了过来，微笑着拍了拍她的肩，鼓励她继续。安娜不想辜负老人的期望，于是每天都会来练习，而那位老人每次也都陪着她，并且送上坚定的微笑。一晃两年过去了，安娜在镇子上的演出非常轰动，甚至被邀请到大城市演出。她很感激那位老人，想要当面表示谢意，谁知这时才有人告诉她：那位老人是一名聋哑人，根本听不见声音。安娜顿时惊呆了，心中的敬意、谢意更加油然而生。

"小资"，虽然只是一个代名词，但是却透露出了一个人的生活状态。情趣广泛的人，必然性格开朗，愿意与人交流，且生活充实，多彩多姿。这样的人，怎么可能天天长吁短叹？情绪好了，自然跟百病说拜拜！如果你想遇到生命中最美好的自己，不在于你是否有钱，而在于你是否能培养出自己的情趣爱好，并愿意投入其中。现在，请重拾起过去的爱好，努力做一名精神世界丰富的"小资"吧！

4. 在苦闷的日子里走出去看看天空

坚持，是人类最宝贵的品质之一。有了坚持，才有成功的可能；有了坚持，才能走出人生的低谷，化茧成蝶，走上人生巅峰。

然而，事情都是有两面性的，"过犹不及"说的就是这个意思：做过了头就跟事情做得不够一样，都是不好的。那么对于事情的坚持也是如此，如果我们始终处于情绪低谷期难以走出，并且没有任何解决的方法，那么此时最要做的不是继续咬紧牙关，而是应当走出苦闷的心情，走进更宽广的天空放松心情。

　　表面上看，暂时不再坚持，是一种放弃，与坚持的理念相违背；但事实上，暂时走出不开心，不是就此彻底偃旗息鼓，而是为了恢复内心的平静，遇见更好的自己，从而做到轻装上阵、重新出发。这就是中国传统文化中最重要的一课——舍与得。

　　舍与得，是人生的大智慧。"重载不止，所以沉我舟也；昧进忘退，所以危我身也。"道教经典巨作《道教经典》早在两千年前，就用这样生动的语言，说明了舍与得的重要性。我们当然不能否定人生的坎坷，但是如果一遇到问题就痛心疾首、耿耿于怀，那么人生谈何快乐？不懂得暂时放手，只会在所谓的"坚持"中死磕到底，这只能证明自己的心智并不成熟，甚至还不如一个孩子。

　　很多人常说："真羡慕那些孩子，上一秒还在嗷嗷大哭，下一秒一颗棒棒糖就又重新喜笑颜开。好像他们的生活，总是无忧无虑，总是快乐的！"其实，不是孩子比我们更聪明，而是他们更懂得舍与得的道理：只要有好吃的糖果、可爱的玩具，就能拼凑起一个快乐美好的童年。想想我们的童年，是不是也是这个样子？

　　人人都在说快乐与幸福，都抱怨它们难以找寻。但事实上，只要有一个积极的心态，它就能回到我们的身边。让复杂的问题简单化，在苦闷之时暂时放下纠结，用另一种生活调整心态，那么就会轻松找到更好的自己。例如，当我们创业处于瓶颈期一筹莫展时，不妨偶尔参加老同学聚会调节一下自己：在朋友们的笑声中，也许一句温暖的话、一张亲切的笑脸、一个会心的眼神、一句善良的祝福……这就像童年时期的一个棒棒糖、一个开心果，会让我们立刻忘记烦恼，回到快乐的童年。

当情绪得到舒缓，自己的思路也有了全新的方向，然后再一次上路，这时候也许就有"山穷水尽疑无路，柳暗花明又一村"的豁然开朗。但前提是，我们能够调整自己，换一种心情去阅览周遭的风景，这样才有机会看到新的小路。倘若在船头只顾唉声叹气，低着头抱怨自己、抱怨世界，全然不去观察周围的世界，那么突破口即便只在十米开外的地方，我们又怎么可能发现？特别是身居高位的人，如果不懂得学会舍与得，那么只能让自己承受太多的痛苦与折磨。

郭先生在北京经营着一家IT公司，公司有员工30多人，正处于事业上升期。有一年，郭先生接了一个比较大的项目，需要在当年11月底交工。到了9月收尾期，却遇到了一个小问题，暂时项目进度慢了下来。经过一个月的攻坚战，虽然有了解决的思路，但每个人都疲惫不堪，每天工作超过12小时。

眼见国庆黄金周就要来临，郭先生这个时候却更加焦急：是该放假，还是继续加班工作？他不是不想休息，但是却担心进度跟不上。于是，他和员工们开了个会。会上，所有员工都表示，希望能够休息几天，哪怕不是完整的七天，但大家都需要暂时调整一下心态，然后再次投入工作中。员工们表示，以当前的速度，十月底就能顺利完成，甚至立下军令状：如果不能如期完成，甘愿受到公司最严厉的处罚！

最终，郭先生给大家放了五天假，但自己却依旧非常焦虑，一个人在办公室加班。每天，他想的都是如何赶紧完工，甚至忘了自己儿子的生日。结果就在一个赶工的中午，他因为急火攻心昏倒在办公室。倘若不是写字楼的保安及时发现，有可能就此一命呜呼。

就这样，郭先生不得不给自己放了一个长假。在病房他得知，原来自己假期中的那份焦虑完全是多余的。因为10月6日重新上班那一天，每个人经过了假期的调整状态非常好，结果仅仅半个月就提前完成了项目。出院后的他，经过朋友介绍，来到何氏养生馆进一步调理，他和我说，很后悔没有享受这个假期，既辜负了家人，更辜负了自己。

从这以后，他经常来找我谈心，开始学习什么是"舍与得"。现在的他，公司即将上市，但即便如此他还会经常来馆内调理身心，和馆内其他朋友谈天说地。过去那种习惯性的焦虑，早已荡然无存。

其实，调节心理、找回快乐就是这么简单。有时候放一放，就会看到下一个路口站着更好的自己。尤其是对于企业家而言，尽管我们肩头的责任很重，尽管有太多的问题需要我们去处理，但依旧需要平衡舍与得的关系。越是忙碌，越是在低谷，越是要学会放松自己。

有的企业家有这样一种心态：如果自己不作出一种姿态，那么又如何领导员工呢？倘若我也抱着这个想法，那么恐怕我早已被压力所击溃。无论工作如何忙，每周我都会给自己一定的放松空间，也许是听音乐、看电影，也许是与友人相聚，我都会让自己暂时跳出工作的"五行之外"，放下暂时的不开心。我会告诉自己：生活不是演戏，无须用太多的脂粉去涂抹自己，无须戴上"面具"去"逢场作戏"，即便自己已经是一个企业家。唯有懂得舍与得，懂得劳逸结合，我们才能带着更饱满的状态迎接人生的挑战。在困苦之时坚持，在苦闷之时调整思维，在忧郁之时看看蓝天，让人生的阳光普惠自我，照耀自我！

5. 在最困难的时候想想成功之后的喜悦

困难，始终伴随着人生。尤其是成就大事之人，不可能诸事顺利，诸如春秋时期的著名军事家孙武，尚未功成名就之时变遭受了常人难以想象的伤害。是什么让他最终走出了困境？不是哀叹，不是悲伤，而是不断鼓舞自己：成功的那一天离自己已经不远了。当真正到收获的那一天，之前所遭受的一切困苦都烟消云散了。

如果换作我们，能够像孙武一般乐观面对人生，最终走出人生的最低谷吗？恐怕绝大多数人都会摇摇头。所以，我们依旧碌碌无为，容易被一点困难遮住双眼，陷入抱怨的境地，人生最好的时光迟迟不能到来。不仅是孙武，历史上所有伟大人物，都有调整思维、忽略困难、靠假想成功的喜悦来鼓舞自己的积极心态。也许正是这种心态上的不同，让我们与杰出人物之间产生了一道不可逾越的鸿沟。

曹操，是中国历史上功勋卓越的军事家、政治家，他同样很善于用幻想中的成功，来冲淡当下的困难：

有一年，曹操带兵攻打宛城，但天气炎热，将士们十分疲倦。打了很长时间的井，却依旧不见井水涌出。为了保证行军速度，曹操不得不要求口渴难耐的将士们继续前行。只见他踏上一处高低，指着远方的一片山坡，说道："过了那道山坡，就有一大片梅林，到那里咱们可以畅快地吃喝了！"一句话，让士兵们感到疲倦尽失，个个来了精神，加快行进速度，最后顺利到达前方有水源的地方。

这个典故，正是"望梅止渴"的由来。如果曹操同将士们一样，开始抱怨当前的状态，那么结果会如何？答案不言而喻。这就是大智慧之人与普通人的区别：无论境地如何，他们的目光始终看向远方，始终停留在成功的目标上，并鼓励自己走出困境。这样的人，无论身处何种境地，一直都是最好的自己。

挫折是人生之路上的一粒粒小石子。当你在为失意而痛苦之时，恰恰正是遇到了人生的转折路口。向左走还是向右走，就看自己的内心选择。如果能在路口看到成功的街角就在不远处，那么你势必会大步前行；反之，则在路口徘徊踟蹰，甚至走向相反的路，与成功越来越远。正如花草在生长时，少不了风霜雪雨、严寒酷暑，但是它们知道，一旦天气转暖，自己就迎来怒放的那一刻，灿

让生命之树常青

烂整个世界。所以，它们在严寒之中懂得暂时放低自己，将目光投向未来，最终迎来了暖风拂面的春天。

其实，这种心态的扭转，有时候就在于一句话、一瞬间。我遇到的不少客户，只要捅破了这层窗户纸，那么立刻就会展现出不一样的精神状态。

2014年，我遇到了小李，她在一家杂志社工作。年近40岁的她，看起来有一份让人羡慕的工作，但事实上，她却患上了很严重的焦虑症。尤其在周三、周四这两天，是她需要交稿的日子，压力非常大。倘若灵感不足，势必导致无法正常交稿，那么等待她的就是领导的批评。久而久之，她开始恐惧工作，尤其到了周三这一天，几乎整个人都是崩溃的。

我问她："为什么会这么难过，这么紧张？"小李回答我，这一天她总是想到如果完不成该怎么办？除此之外，还有一些审稿的工作，虽然工作量不大，但依旧需要让自己忙碌半天。她不想失去这份工作，结果越想越纠结，因此出现了心理问题。

听完她的讲述，我给她开了一副"药方"：周三早上上班前，把周末的事情安排好，完全不要有工作事宜。例如和友人一起看电影，陪孩子一起打羽毛球，或是开车到野外郊游。总之，什么是想自己做的，就一一安排下来，然后贴在自己的办公桌上。

小李有些好奇："这么做真有用吗？难道不用吃药？"我微笑着点了点头，告诉她两周后再来。

两周后，小李如约而至，而这一次她显得红光满面，完全没有过去的那种焦虑。她兴奋地和我说，当把周末想做的事情一一罗列并尽可能规划完整后，在工作时自己会时不时想起周末的快乐，因此工作欲望非常高，心无旁骛。她知道，如果继续纠结，那么周末的规划必然会被打乱，自己很有可能在家里加班，这是自己绝对不想看到的。因此，自己必须面对困难，在幻想周末的同时抓紧完成工作！

小李告诉我，正是这种心态的调整，她的潜能反而被更加激发出来，连续两周稿子都得到了主编的好评。

没有用任何药，小李就摆脱了焦虑的影响，身体好转起来。这就是假想成功喜悦鼓舞自己带来的好处。很多人所谓的焦虑症都是如此，他们将目光锁定在坎坷上，却忽略走过困难的人生荆棘之后，收获的就是无尽喜悦。人的视线一旦得到转移，刻意看到成功后的自己，那么潜意识里，他就会集中精力解决当前的问题，并且爆发出无尽潜能，走出困境。

我们都知道，唯有在好的心态之中，我们才能爆发出真正的潜能，更好地发挥自己的主观能动性。紧张、焦虑、苦闷等负面情绪只能让手头的事情"剪不断理还乱"。所以，人越是身处于困境，就要越是敢于幻想成功，哪怕这份成功看起来似乎有些不切实际。但是唯有这种心态，才能让我们变得勇敢乐观起来，为自己注入新的动力，敢于挑战困难。

每一个平民百姓，都希望自己能一直幸福；每一个企业家，都希望自己拥有无数的财富；每一个孩子，都渴望自己能够考上理想的大学；每一位白领，都希望自己的工作能节节攀升；每一位老人，都希望自己能健康快乐……所以，我们已经有了自己的梦想，却为何不去想一想成功的那一刻，而总是陷入当下困难的忧心忡忡之中呢？抱怨不仅于事无补，反而会影响自己的身心状态，生命之树呈现凋零之势。所以，无论处于怎样的境地，都必须学会调整情绪，尤其在困难之时幻想成功后的喜悦，这样才能驱散内心的阴霾，用饱满的姿态迎接人生挑战，与最美好的自己不期而遇！

6. 活出生命中最好的可能

每一个人，都有自己的人生追求。这个追求，正是所谓的"梦想"。从小到大，我们有过无数的梦想，有的通过努力得以实现，有的却渐渐被自己放弃。我也同样如此，童年时期的很多梦想，随着时间的洗礼，渐渐被我的脑海遗忘。而伴随着年龄的增长，新的梦想随之即来，鼓励着我继续前行。

没有梦想，就会失去希望，每天在浑浑噩噩之中度过，心情压抑。倘若人终日陷入悲伤的情绪之中，各种疾病也会不请自来。所以，我们常说："唯有有梦想的人，才是快乐之人。"有了梦想，我们才有奋斗的目标，才有敢于挑战人生的决心。

但是，不是每一个梦想都可以成真。赚一个亿，成为电影明星……这些梦想，不是一句话就能轻松实现的。

佛曰：执着如尘，是徒劳的无功而返。想要活出最精彩的自己，当然少不了梦想。但是梦想一时无法实现，不等于就此沉沦，陷入悲伤的情绪之中不能自拔。活出生命中最好的自己，不妨努力实现一个个小梦想，让自己始终处于积极的心态之中。

刘先生是何氏养生馆的老朋友，经常与我一起品茶论道。现在的他，在多家报纸开设有专栏，并出版了多本畅销书籍，可谓功成名就；然而我与他初次见面之时，却远远不是现在的状态。

刘先生从小喜欢文学，热爱写诗，可以说，写诗成了他生命的一部分。大学毕业后，他就进入了一家小杂志社工作。不过时间不长，这家杂志社因为运营不善，解聘了大部分员工，这其中就有刘先生。

失业后的刘先生，辗转了多年，找了许多工作，但始终都没有让自己安顿下来。结婚后，他变得更加消极，似乎根本找不到方向。妻子每天的唠叨，还有各种生活琐事，让刘先生感到生活一片暗淡，甚至有了抑郁症的倾向。

正是在这个阶段，通过其他朋友的引荐，我结识了这位热爱文学的"失落人"。我依旧记得第一次交谈时，刘先生总是不断对我说："我在策划一本新的小说，完全可以获得诺贝尔奖文学奖！何老师，我觉得如果成不了职业作家，我的人生就是失败的！"

当我听完了他的各种抱怨和幻想后，我笑了笑说："可是，他什么时候才能实现呢？"一下子，刘先生哑口无言。

这时候，我建议刘先生把之前的一些作品认真修改一下，然后寻找合适的出版机构洽谈。同时，我也帮他联系一些朋友，帮他介绍一些适合自己的工作。最终，他进入了一家报社做小编辑。

能从事文字工作，这也是刘先生长久以来的梦想，只是和当作家相比，它显得那么渺小。但是，这个小小的梦想实现，让他感受到了离成功更近了一步。随后几年，他认真工作，逐渐从一名小编辑成长为部门总编；同时，他的写作技巧也得到了长足提升，并且有了不少出版界的朋友。最终，他的第一步作品顺利出版，这才有了今天。

现在的刘哥有时与我交流，特别感激当年我对他的心理治疗。他说："当年我还年轻，太幼稚，总幻想着一步登天。现在我才明白，活好当下的自己，实现一个个小梦想，那么更好的自己，一定会在某个时间爆发！"

可以想象，如果刘哥依旧纠结于自己的"作家梦"，那么他一辈子终将碌碌无为。这就是生活：活在当下，活出最好的自己，才是人生的正确之路。努力实现那些看似不起眼的小目标，一步一个脚印，你会感到自己的理想国度正在一点一点的建成，你自然会得到心灵的平静。

人生之路漫长遥远，想要遇到最好的自己，就必须学会放下无谓的欲望，放下过于狂热的追求。人的幸福在每个阶段、每种状态下都是不一样的。比如人在极度口渴之时，一杯白开水，远比豪华汽车更能让人感到幸福。可以喝到这杯白水的你，就是这个阶段最好的自己。即便我们因为种种原因孑然一身，但一样可以找到自己内心的平静与幸福。

王超是我的一个朋友，一个让我很欣赏的朋友，经常来何氏养生馆坐坐。他出生在穷苦家庭，通过自己的努力，如今是一个实业有成的企业家。不过，他一直没有结婚，当别人问其他这是为什么，他总是说："我一个人很幸福啊！"

王超和我说，尽管他一个人生活，父母也远在家乡，但他每天都会回家给自己做饭，然后一个人在小区散步。相比喧嚣的闹市区，这个远离市中心的小区，算得上是个安静的处所。有时候碰到正在打篮球、羽毛球的邻居，他也会加入其中，在运动中让自己放松。即便一个人，他会不时地仰望天空，看着那闪烁的星星，还有几家亮着灯的屋子，听着孩子们的欢笑声、打闹声。这些细小的声音，会让王超心里充满暖意，甚至幻想出各种美好的画面。

所以，王超遇到朋友给自己介绍女友时，总是会婉言拒绝，并说："其实大家真的不用帷幄操心，尽管我一个人，但是衣食住行充足，所以一个人的生活，我也会感到很幸福！"

王超每次来到何氏养生馆，都会成为焦点，因为他的乐观会感染到每一个人。他的人生态度，是很多人都无法企及的。事实上，很多人总是陷于痛苦之中，就因为内心有太多的焦虑和欲望，让当下的自己渐渐迷失。为什么王超可以感受到幸福？正是因为他活出了最好的自己，而不是"为别人活的自己"。

所以说，一个人，同样也能活出精彩的生命，活出渴望的自己。休息时，聆听喜欢的音乐。时而轻柔，时而神秘，伴随着你整理房间的时光；偶尔翻翻衣柜，也能找到小惊喜：每件衣服都有太阳的味道，喜欢看着它们静静沐浴在阳光里；闲了，给花花草草们浇水，然后翻出笔记本，整理近期的记录信息，发现这段时间的收获；原来这段时间得到了这么多收获。累了，做些自己喜欢的美

让生命之树常青

食，或是有感而发写一首小诗自得其乐。人生的境界，就在于此。

7. 在付出中享受帮助别人的快乐

赠人玫瑰之手，经久犹有余香。

这句话，很多人都很熟悉。它的意思是：一件很平凡微小的事情，哪怕如同赠人一支玫瑰般微不足道，但它带来的温暖，会感染到所有人。

然而现实生活中能做到这句俗语的人却越来越少。也许是因为生存压力，也许是因为各种负面社会新闻报道，越来越多的人不再愿意奉献爱心，反而变得越来越自我。过分自我，必然导致自私的心态出现；不在乎他人的感受，会有很强的不满足感，甚至会为了达到自己的目的不择手段。心态一旦出现扭曲，整个人的状态都会呈现明显波动，直接影响身心健康。

很多人都有这样一种心态："帮助别人，就意味着付出，并且似乎没什么回报。所以，我做好自己就好了，为什么要关注别人？"

这样的观点，表面上看起来不无道理，但不要忘了这样一句老话："投之以桃，报之以李"。带着感恩之心对待别人，尽可能伸出友爱之手，给予他人方便。也许我们马上不能得到回报，但对方势必会记得我们的好，或许在我们最需要帮助的时候解我们的燃眉之急。

正所谓"善有善报恶有恶报"，就像《好人一生平安》里唱的那样：咫尺天涯皆有缘，此情温暖人间。即便我们最终没有获得对方的帮助，但可以肯定的是：至少未来对方不会对我们做出不利的事情。人生的道路上少了诸多障碍，这不正是一种福报吗？所以，大智慧之人，必然永远心存善意，时时感到助人带来的快乐。就像当何氏养生馆的客户对我表达感激之时，那种满足感和自豪感，是任何物质完全不能比拟的。

不仅是我自己，对于整个何氏养生馆，我也要求员工尽可能学会帮助别人。

2008年5月12日，就在北京奥运会即将召开之时，一场山崩地裂的"汶川大地震"无情地夺走了许多同胞宝贵的生命。通过电视，我们看到了不少让人流泪的画面，很多人那些天都被地震的新闻所牵动着。

看到灾区受灾严重，我也第一时间召开何氏养生馆的全体会议，与大家一起思考如何贡献自己的力量。养生馆里有员工正是四川人，大家对这些员工进行安慰，而在我的号召下，每个人也都积极捐款，帮助灾区走出困境。尽管我们的捐款数额并不大，但每一分钱，都凝聚着我们的爱心。随后，我们也展开了一系列活动，如通过互联网传播养生保健操等，帮助受灾群众和抢险人员同样可以舒缓压力，找回内心的安宁。

有员工后来给我写邮件，说："感谢何总，让我们有这样的一个机会，可以为灾区风险自己的爱心！虽然我们能做的不多，但是当看到源源不断的物资不断送入灾区地带时，我们的激动同样无法言表！"

"爱的奉献"，这是我的个人座右铭，同样是整个何氏养生馆的企业文化。事实上，何氏养生馆本身正是一种爱的传递：让何氏中医的理念、精髓借助现代化的手段，源源不断地传播到世界各地，帮助所有人找回健康，找回内心的平衡。

"只要人人都献出一分爱，世界将变成美好的人间。"这句歌词，几乎每个人都会哼唱。人天生是群居动物，"人之初，性本善"，倘若刻意排斥帮助他人，无异于将自己的灵魂堕入地狱，让天生的善就此陨灭。所以，在何氏养生馆的内部会议中，我经常会说这样一句话："丧失了同情心的人，同时也会把自己推进冷漠的世界。"

因此，在何氏养生馆，我们也建立了一套自己的文化：如果是因为助人而遭受损失，那么何氏养生馆会承担责任，不让有爱之人遭受冷落！这种爱心助人为乐的企业文化一直延续下来，并在每一个新人的身上传承下去。

有一年，我正在何氏养生馆里上班，突然一名主管告诉我，有一位新员工每天都要提前请假半小时，让人摸不着头脑。主管建议，将这名员工辞退，因为这种无故请假很容易破坏团队气氛，并且导致他自身的工作效率降低。

听完主管的话，我没着急马上拍板决定辞退一事，而是将这名新员工叫到办公室。一问才知：这位新员工走出校园不久，之前一直是一名青年志愿者。大学期间，他与一个贫困家庭建立了帮扶联系。那个家庭家里仅有一名残疾老奶奶和生病的儿子，日子过得非常艰辛。这名员工每周都力所能及的过去帮助老奶奶，比如打扫卫生等。

而就在他刚进入何氏养生馆工作一周时，这家老奶奶的儿子突发疾病，被送至医院治疗，家里只剩下残疾的老奶奶。他就每天提前到老奶奶家，帮老奶奶买菜、做饭，这样才不得已每天请假。

看着这个年轻人，我笑着说："为什么你不直接向上级说明呢？做好事，咱们养生馆是一直支持的！"

年轻人有些害羞地说："我觉得还是低调好，毕竟我帮助老奶奶，也不是为了受表扬……但何总您放心，我都是每天将工作做好之后才请假的，完全没有耽误工作！"

这名员工，当然没有被辞退，反而成为了何氏养生馆的榜样，并提前结束试用期，成为一名正式员工。而那位老奶奶也成为了何氏养生馆的定点扶助家庭，经常有人上门拜访。后来我问过这名年轻人，帮助别人是一种什么滋味，有没有什么后悔，他说："当然没有！我也说不上什么特别的感受，但是当我看到自己能够给老奶奶带来帮助，看着老奶奶咧嘴笑的时候，心里也非常快乐！"

这名年轻人说这句话的自豪表情，时至今日，我仍然记忆犹新。

人的一生，就是一段旅行。而旅途之中，我们需要与太多太多的人相伴，这样才能共同走过风雨，踏平荆棘，感悟阳光。从来不帮助别人的人，就如同在一条狭窄、泥泞的小路上孤独前行，稍有不慎就会跌掉，并再无爬起来的可能。因为你不愿帮助别人，又怎能奢望别人拉你一把？所以，唯有用爱充满人生，去付出、去给予。当用一颗无私的心去付出时，你收获到的也将是累累的硕果——友谊之果、精神之果、爱之果……

人的快乐，就是含苞待放的花蕊，只有当你帮助他人，它才会美丽绽放。而当我们将帮助他人养成习惯之时，那么，我们的人生必然快乐无比！所以，慷慨送出自己手中的那多玫瑰吧，赠人玫瑰，手有余香，这样你的人生才不孤单，你的生命之树才会更加丰富多彩，永远常青！

第九章 「十大健康基石」为生命保驾护航